Melanie Croyé

WENN DER STORCH NICHT VON ALLEINE KOMMT

Gelassen durch die Kinderwunschbehandlung

BELTZ

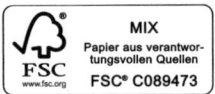

Dieses Buch ist erhältlich als
ISBN 978-3-407-86536-6 Print
ISBN 978-3-407-86549-6 E-Book

1. Auflage 2018

© 2018 im Beltz Verlag
in der Verlagsgruppe Beltz · Weinheim Basel
Werderstraße 10, 69469 Weinheim
Alle Rechte vorbehalten

Lektorat: Katharina Theml, Büro Z, Wiesbaden
Illustration: Stephanie Levers
Umschlaggestaltung: www.stefanielevers.de (Gestaltung),
www.stephanengelke.de (Beratung)
Satz: Publikations Atelier, Dreieich
Herstellung: Sonja Frank

Druck und Bindung: Beltz Grafische Betriebe, Bad Langensalza
Printed in Germany

Weitere Informationen zu unseren Autorinnen und Autoren finden Sie unter:
www.beltz.de

Melanie Croyé

Wenn der Storch nicht von alleine kommt

Inhalt

*Für meine Töchter, die es ohne die
Reproduktionsmedizin wohl nicht gäbe,
und meinen Mann, der diesen Weg
Seite an Seite mit mir gegangen ist.*

Einleitung

Bei der Zeugung meiner Tochter waren fünf Menschen anwesend. Nicht was Sie jetzt denken. Mein Mann und ich natürlich, dazu eine Arzthelferin, eine Laborassistentin und die wichtigste Person: unsere Ärztin Dr. B., die mit einem langen dünnen Katheter – einer Art Spritze mit einem Schlauch vorne dran – zwei zuvor im Reagenzglas befruchtete Eizellen in meiner Gebärmutter platzierte. Ich lag regungslos auf einem Gynäkologenstuhl in diesem kleinen, kargen Raum unserer Kinderwunschpraxis in Berlin, mein Mann saß neben mir und hielt meine Hand. Alles, was wir tun konnten, war, das Geschehen auf einem Monitor an der gegenüberliegenden Wand zu beobachten. Wir sahen per Videoübertragung zu, wie die Laborassistentin im Nebenzimmer die beiden drei Tage alten Mehrzeller im Reagenzglas mit einer Art Pinzette vorne am Katheter einfing und die Gerätschaft dann vorsichtig zu uns herübertrug und Frau Dr. B. überreichte. Die saß zwischen meinen gespreizten Beinen und hatte unser Schicksal nun im wahrsten Sinne des Wortes in der Hand: Richtig in der Gebärmutter platziert, würde sich hoffentlich wenigstens eine der beiden Zellen einnisten und unseren Kinderwunsch erfüllen.

Die ganze Aktion war vorbei, bevor wir richtig begriffen hatten, was da gerade passierte. Dann verabschiedeten sich alle, wünschten uns viel Glück und überließen uns unseren

Gedanken. Ich blieb noch 15 Minuten wie angewurzelt auf meinem Stuhl liegen – im Hollywoodfilm hätte ich wohl einen Kopfstand gemacht. Bescheuert eigentlich, denn rausrutschen können einmal eingesetzte Eizellen nicht mehr. Es fühlte sich trotzdem gut an, zumindest einen kleinen Beitrag an der Zeugung unseres Kindes leisten zu können.

Dieser Tag im Dezember 2014 war der vorläufige Höhepunkt unserer bis dato anderthalbjährigen Kinderwunschbehandlung. Vom Absetzen der Pille bis zum Ausbleiben meines Zyklus und zur Erkenntnis, dass da irgendetwas nicht ganz stimmen konnte, vergingen drei Monate. Dann folgten die ersten Untersuchungen, zahlreiche Besuche bei verschiedenen Ärzten, Stunden des Wartens in zig Praxen und gefühlt literweise abgezapftes Blut; Therapieansätze, Medikamente, Hormonspritzen und unzählige Ultraschalluntersuchungen, die einen für immer jede Scham vor fremden Menschen verlieren lassen. Schließlich der Gang ins Kinderwunschzentrum, wo neue Untersuchungen anstanden, noch mehr Blut abgenommen wurde, noch mehr Hormonspritzen folgten und letztlich die In-vitro-Fertilisation.

Wenn Sie dieses Buch in den Händen halten, dann geht es Ihnen vermutlich ganz ähnlich wie mir. Womöglich haben Sie schon einige Monate versucht, schwanger zu werden. Oder Sie haben sogar schon eine Diagnose von Ihrem Arzt bekommen. Vielleicht warten Sie auch auf Ihr Erstgespräch im Kinderwunschzentrum. Was auch immer Sie veranlasst, sich mit diesem traurigen, aufregenden und zugleich wunderschönen Thema des unerfüllten Kinderwunschs zu beschäftigen, lassen Sie sich eines sagen: Sie sind nicht alleine. Ganz im Gegenteil: Jedes Jahr steigt die Anzahl der Behandlungen wegen Unfruchtbarkeit in Kinderwunschzentren in Deutschland. Über 100 000-mal wurde allein im Jahr 2016 eine Frau auf die künstliche Befruchtung vorbereitet – und dabei sind diejenigen, die eine Insemination oder Hormontherapie gemacht haben, gar nicht mitgerechnet.

Heute muss sich niemand mehr dafür schämen, wenn es nicht einfach so klappt mit dem Kinderwunsch. Zumindest theoretisch. Jeder kennt jemanden, der ähnliche Schwierigkeiten hatte. Aber im Gegensatz zu früher, als darüber nur mit den engsten Freunden und hinter vorgehaltener Hand geredet wurde, ist es heute eher eine Tatsachenbekundung: »Ach, ihr macht gerade eine Hormontherapie? Mein Schwager und seine Frau haben auch eine künstliche Befruchtung hinter sich.« Im besten Fall bekommt man noch Tipps, wie andere mit der Situation umgegangen sind, oder findet jemanden, mit dem man sich austauschen kann und der einem Mut macht. Denn auch wenn eine Kinderwunschbehandlung heute kein Stigma mehr ist, belastend, nervenaufreibend und verunsichernd ist die Zeit noch immer.

Auch mir ist es so ergangen: Ich habe den größten Teil des klassischen Behandlungswegs einer Frau mit Empfängnisproblemen durchlaufen, von der ersten Hormonuntersuchung bis zur künstlichen Befruchtung. Ich habe mir unzählige Fragen gestellt und mich nach klaren Antworten gesehnt. Als die ausgeblieben sind, habe ich sie mir selbst gesucht. Und zum größten Teil auch gefunden. Aber nicht nur das: Ich habe immer offen über meine Situation und meine akute Unfruchtbarkeit gesprochen. Dabei habe ich viel Zuspruch bekommen – und von einer überraschend großen Zahl anderer Betroffener in meinem Umfeld erfahren. Ich habe mir ihre Geschichten angehört und diese gesammelt, ergänzt durch weitere Beispiele aus Internetforen und Facebook-Gruppen. Wir alle haben etwas Ähnliches erlebt, auch wenn wir an unterschiedlichen Stellen ins Stocken geraten sind. Und wir hätten uns während dieser aufregenden und anstrengenden Zeit etwas mehr Orientierung gewünscht, eine Art Fahrplan, der uns zeigt, wo es langgeht und was auf uns zukommt.

Ich selbst hatte wahnsinniges Glück: Nach dieser ganzen Prozedur, den Untersuchungen und Behandlungsansätzen war gleich unsere erste In-vitro-Behandlung erfolgreich. Einer der beiden Eizellen gefiel es bei mir, ich wurde schwanger und habe im August 2015 eine Tochter zur Welt gebracht. Ich bin verhältnismäßig gelassen geblieben und tatsächlich mit einem eigenen Kind aus der Kinderwunschbehandlung gegangen. Aber sie hat auch Narben hinterlassen – und den Wunsch, anderen Betroffenen etwas Orientierung zu geben und vielleicht ein paar Tipps, ebenfalls gelassen zu bleiben in dieser anstrengenden Zeit. Meine eigene Geschichte führt deshalb als roter Faden durch dieses Buch, und was ich selbst nicht erlebt habe, schildere ich durch die Augen anderer Betroffener.

Mein Buch ist aber kein bloßer Erfahrungsbericht, sondern es soll einen umfassenden Überblick über die möglichen Therapien und Behandlungsansätze geben, die einem Paar offenstehen, wenn es sich in die Kinderwunschbehandlung begibt. Sie sollen wissen, wie andere sich dabei gefühlt und welche Ängste und Zweifel sie begleitet haben, aber auch welche Hoffnungen dabei helfen, immer einen Schritt weiterzugehen.

Wie alles begann

Als Jugendliche der Jahrtausendwende bekam ich beim ersten Frauenarztbesuch mit 15 Jahren die Pille verschrieben, wegen starker Periodenschmerzen. Es war damals wie heute das Mittel der Wahl und auch ein Ritus der Frauwerdung, bei dem ich nicht außen vor sein wollte. Zudem hatte es den positiven Nebeneffekt, dass mein bisher recht unregelmäßiger Zyklus plötzlich sehr gut steuerbar war: Pünktlich drei Tage nach der letzten Pilleneinnahme bekam ich meine Periode; stand eine Reise an, nahm ich die Pille einfach zwei Monate durch. Ich habe mich genauso wenig wie meine Freundinnen und zahlreiche junge Frauen heute darüber informiert, was genau diese kleinen Tabletten eigentlich machen, wie die Pille den Hormonhaushalt steuert und welche Folgen das langfristig haben könnte. Es funktionierte einfach, und alle haben es getan. Also nahm ich brav meine Pille, Tag für Tag, Monat für Monat, dreizehn Jahre lang. Und als für meinen Partner und mich dann der Zeitpunkt gekommen war, die Pille abzusetzen, weil wir ein Baby wollten, passierte das Undenkbare: nichts. Meine Tage blieben einfach aus, über Monate. Und mein schlimmster Albtraum wurde wahr.

Ich war plötzlich mittendrin im Kinderwunschzirkus, gefangen in einem Netz aus Unsicherheit und Hoffnung. Und obwohl ich immer irgendetwas ausprobierte, wusste ich nie, wie sinnvoll oder nützlich das jetzt eigentlich war. Ich fühlte mich den Ärzten völlig ausgeliefert. Sie behandelten mich zwar stetig, aber keiner schien so recht zu wissen, wo eigentlich das Problem lag. Ich stellte das ehrlicherweise auch wenig infrage, schließlich schienen wir voranzukommen, und am Ende wurde ich auch tatsächlich schwanger. Bis heute belastet mich jedoch, dass ich in eine so passive Rolle gezwungen wurde. Denn ich wusste nie, an welcher Stelle der Kinderwunschbehandlung ich mich gerade befand. War das nun erst der Anfang oder schon fast das Ziel? Was kommt als Nächstes, welche Optionen habe ich zu welchem Zeitpunkt und warum sollte ich diesem Arzt gerade jetzt vertrauen? Warum dauert das alles so lange? Gibt es eine Abkürzung?

Kommt Ihnen das bekannt vor? So wie mir geht es unzähligen Betroffenen mit unerfülltem Kinderwunsch: Wir sind zwar in Behandlung, aber nicht wirklich im Bilde. Kinderwunschbehandlungen laufen oft nach einem bestimmten Schema ab. Woran die Unfruchtbarkeit liegt, spielt dabei zunächst keine besonders große Rolle. Und selbst wenn Ursachenforschung betrieben wird, steht den Kinderwunschpraxen am Ende nur eine begrenzte Anzahl an Therapien zur Verfügung, die ich später noch eingehend beschreiben werde: Hormonstimulation, Samenübertragung, künstliche Befruchtung via In-vitro-Fertilisation (IVF) oder intrazytoplasmatische Spermieninjektion (ICSI). Und auch dabei ist der Ablauf in den Praxen überall ähnlich und unterscheidet sich lediglich in der Dosierung und Art der Medikamente, der Vor- und Nachbetreuung. Welche Untersuchungen gemacht, welche Therapien gewählt und welche Schritte eingeleitet werden, hängt einerseits vom behandelnden Arzt, andererseits aber auch vom Wissensstand der Patienten sowie ihren Forderungen (und ihrer Zahlungsbereitschaft) ab. Vor dem Gang in die Kinderwunschpraxis haben sich die meisten Betroffenen kaum mit Reproduktionsmedizin, Hormonen, Zyklen und Spermienqualität beschäftigt. Und plötzlich sollen sie wegweisende Entscheidungen über Themen treffen, mit denen sie sich nicht auskennen.

Meiner Erfahrung nach gehen Betroffene mit dieser Situation auf zweierlei Art um: Die einen sind völlig überfordert von den Informationen und Möglichkeiten und begeben sich komplett in die Hände ihres Arztes. Die anderen gehen zum Angriff nach vorn über und werden selbst zum Experten. Einige Frauen, mit denen ich persönlich gesprochen oder die ich in Internetforen kennengelernt habe, werden im Laufe ihrer Kinderwunschbehandlung zu regelrechten Medizin- und Pharma-Expertinnen. Sie lesen Blutwerte wie andere Leute Grußkarten, können auf Anhieb 17 Medikamente zur Unterstützung der Eizellreifung oder Einnistung aufzählen und werfen mit Fachbegriffen wie »natürliche Killerzellen«, »Anti-Müller-Hormon« oder »Sims-Huhner-Test« um sich. Leider beschleunigt das die Kinderwunschbehandlung nicht unbedingt, aber sie fühlen sich dabei zumindest nicht ganz so hilflos.

Nur etwa 20 Prozent der Paare mit unerfülltem Kinderwunsch lassen sich tatsächlich reproduktionsmedizinisch behandeln. Für viele ist die Hürde zu hoch. Sie schrecken vor invasiven Behandlungen und hohen Kosten zurück oder empfinden zu viel Scham. Oft mögen es auch einfach Unkenntnis und eine gewisse Skepsis gegenüber der Schulmedizin sein, die sie abschrecken. Kein Wunder, dass auch im Kinderwunschbereich alternative Behandlungsmethoden eine rege Nachfrage verzeichnen. Viele dieser Ansätze wirken harmlos, versprechen aber viel. Skeptiker tun sie als Esoterik ab, und Gläubige preisen sie als Wundermittel an: Naturheilkunde, Homöopathie, Akupunktur, Nahrungsergänzungsmittel und Co. Wie sinnvoll diese Methoden sind und wo ihre Grenzen liegen, werde ich im dritten Kapitel des Buches beleuchten. Manchmal werden herkömmliche und alternative Methoden auch kombiniert; oft probieren Betroffene erst das eine aus, bevor sie sich dem anderen überlassen.

Ich selbst habe einen Mittelweg gewählt: Ich habe viel gelesen und gelernt und mir die Antworten gesucht, wenn beim Arztbesuch wieder alles viel zu schnell ging und mir meine Fragen erst hinterher eingefallen sind. Ich habe den Ärzten genug vertraut, um für ihre Vorschläge offen zu bleiben. Aber ich habe auch immer nach einer Alternative gefragt, wenn ich mich mit einem Vorschlag unwohl gefühlt habe. Aber am wichtigsten war, dass ich mich nicht habe entmutigen lassen. Ich wusste immer, dass es irgendwann klappen wird. Trotzdem habe ich mich verantwortlich gefühlt und auch ein bisschen dafür geschämt, dass ich nicht zu der natürlichsten Sache der Welt in der Lage bin: mich fortzupflanzen. Mir hat sehr geholfen, darüber zu sprechen. Ich habe nie ein Geheimnis daraus gemacht, dass ich ohne ärztliche Hilfe nicht schwanger werden kann, habe auf Nachfrage gern meine Geschichte erzählt und dabei gelernt, dass das nichts ist, wofür man sich schämen muss – und dass es vielen ähnlich geht.

Es hat sich zwar nicht so angefühlt, aber im Rückblick betrachtet, waren wir sehr schnell unterwegs: Ich habe recht früh die Entscheidung getroffen, einen neuen Therapieansatz zu versuchen oder einen anderen Arzt zu konsultieren, wenn die vorherige Methode keine Früchte trug. Ich hatte kaum Wartezeiten auf Arzttermine. Das hat Zeit gespart und uns unserem Ziel immer wieder einen Schritt näher gebracht. Dabei hat mir einerseits geholfen, dass ich sehr ungeduldig bin. Aber auch mein Beruf hat eine Rolle gespielt. Als Journalistin bin ich es gewohnt, Informationen zu sammeln und gezielt zu bewerten. Ich habe gelernt, wie ich schnell an die richtigen Auskünfte komme, wie ich Quellen bewerte und welche Fragen ich meinen Ansprechpartnern stellen muss. Und so habe ich auch während unserer Kinderwunschzeit sehr viel gelesen, sehr viele Fragen gestellt und sehr viel Wissen angesammelt, das mir dabei geholfen hat, meine Entscheidungen schnell zu treffen.

Dieses Wissen will ich nun mit Ihnen teilen. Mein Buch ist eine Art Fahrplan durch die Kinderwunschbehandlung. Natürlich kann Ihnen niemand die individuellen Entscheidungen abnehmen, die während der Behandlungen auf Sie zukommen – und das will und kann auch ich nicht. Aber es ist leichter, diese Entscheidungen zu treffen, wenn man ein umfassendes Bild hat und sich im Kinderwunschdschungel aus Hormonwerten, mehr oder weniger invasiven Untersuchungen und Behandlungsansätzen orientieren kann – und weiß, welche Kosten in etwa auf einen zukommen und welche rechtlichen Fallstricke eventuell lauern. Und dabei kann ich Ihnen helfen.

Das Buch ist aufgebaut wie ein klassischer Therapieablauf: Anamnese, Untersuchungen, Therapien und Behandlungsmethoden. Am Anfang eines jeden Arztbesuches steht meistens ein Gespräch. Der Arzt stellt Fragen wie »Was führt Sie zu mir?«, »Welche Beschwerden haben Sie?«, »Hatten Sie das schon öfter?«, »Gibt es ähnliche Fälle in Ihrer Familie?«. So gewinnt er einen Überblick über Ihren gesundheitlichen Hintergrund. Der Anamnese-Teil des Buches verschafft ebenso einen Überblick über das Thema Unfruchtbarkeit: Wie funktioniert der weibliche Zyklus? Wie kommt es zur Befruchtung? Welche Ursachen für Unfruchtbarkeit gibt es? Bei Frauen und bei Männern.

Als Nächstes folgt die Untersuchung. Der Arzt hört den Patienten ab, misst den Blutdruck, nimmt vielleicht Blut ab, klopft, drückt und schiebt, um den richtigen Therapieansatz wählen zu können. Auch während einer Kinderwunschbehandlung stehen zahlreiche Untersuchungen an. Diese werden im zweiten Kapitel beschrieben: Wie sollte ein normaler Hormonspiegel aussehen? Was wird beim Spermiogramm untersucht, und warum sollte man davor eine Karenzzeit einhalten? Was heißt es, wenn die Durchlässigkeit der Eileiter überprüft werden muss? Diese Untersuchungen sind elementare Bestandteile jeder Kinderwunschbehandlung und können mitunter ganz schön nervenaufreibend – und zeitraubend – sein. Zudem gibt es eine ganze Reihe an Zusatzuntersuchungen, die zwar ihre Daseinsberechtigung haben, aber in ihrer Komplexität zusätzlich verwirren können und sich auch nicht für jede Frau eignen: Muss ich wirklich zum Immunologen? Warum sollte ich einen Blutzuckerbelastungstest machen?

Wenn eine Diagnose gefunden ist, stellt sich die Frage, welche Behandlung die größten Aussichten auf Erfolg hat. Nicht jeder erkältete Patient sollte oder möchte direkt mit einem Antibiotikum behandelt werden, viele probieren es erst einmal mit Ingwertee, einem heißen Bad oder Globuli. So ähnlich ist es auch in der Kinderwunschtherapie. Es gibt eine ganze Reihe sanfter Ansätze, von Naturheilkunde über Akupunktur bis zur Hormonstimulation. Diesen Therapien ist das dritte Kapitel gewidmet.

Im vierten Kapitel geht es dann um die »künstliche Befruchtung« an sich. Ich beschreibe die gängigsten – und in Deutschland, Österreich und der Schweiz legalen – Methoden und gebe einen Einblick in die Gefühlswelt der Betroffenen.

Doch mit der Behandlung alleine ist es meistens nicht getan. Im fünften Kapitel gehe ich deshalb auf einige wichtige Fragen ein, auf die man während der Kinderwunschbehandlung immer wieder stößt: Was kostet das alles, und wie kann ich es finanzieren? Wie finde ich eine gute Kinderwunschpraxis? Wie sollte ich mit Angeboten aus dem Ausland umgehen, wenn ich in Deutschland nicht mehr weiterkomme? Welche Möglichkeiten haben Singles oder homosexuelle Paare, ihren Kinderwunsch zu erfüllen? Wie gehe ich mit Rückschlägen um, und ab wann muss ich mir eingestehen, dass ich gescheitert bin?

Nach der Lektüre dieses Buches haben Sie hoffentlich eine klare Vorstellung davon, wie so eine Kinderwunschbehandlung abläuft, welche Behandlungen auf Sie zukommen können und welche Möglichkeiten Sie haben, zu Ihrem Wunschkind zu kommen. Die meisten Ihrer Fragen sollten geklärt sein, und ich hoffe, dass Sie dann vorbereitet und optimistisch in Ihre eigene Kinderwunschbehandlung starten können. Viel Glück dabei – und viel Spaß beim Lesen!

KAPITEL 1

Anamnese oder: Was man über Unfruchtbarkeit wissen sollte

Manchmal wissen Paare direkt, warum es mit dem Kinderwunsch nicht klappt: bei angeborenen Krankheiten wie Hodenhochstand, einer fehlenden Gebärmutter oder fehlenden Eileitern, oder einer Krankheit wie Endometriose, die oft mit so starken Schmerzen einhergeht, dass sie deshalb irgendwann erkannt wird. Auch nach einer Krebserkrankung oder einer starken Entzündung der Geschlechtsorgane erfahren Betroffene oft frühzeitig, dass sie auf natürliche Art und Weise keine Kinder bekommen werden. Diese Paare sind darauf vorbereitet, bei Bedarf die Kinderwunschklinik aufzusuchen.

Viel häufiger aber ist, dass man einfach nicht weiß, warum es nicht klappt. Paare versuchen über Jahre hinweg, schwanger zu werden, klammern sich an Statistiken, die sagen, dass es nun einmal bis zu einem Jahr dauern kann, bis der Wunsch nach einem Baby in Erfüllung geht. Manchmal war der Kinderwunsch zu Beginn noch gar nicht besonders ausgeprägt, doch mit jedem erfolglosen Monat wird er stärker. In meinem persönlichen Umfeld gibt es eigentlich nur zwei Szenarien: Entweder es klappt sofort (»Wow, wir hätten gar nicht gedacht, dass es so schnell geht, das hätte ruhig noch ein paar Monate dauern dürfen!«), oder es klappt erst einmal gar nicht. Das ist natürlich ein völlig subjektiver Eindruck, er deckt sich aber mit der Statistik: Im Durchschnitt sind tatsächlich die meisten Frauen um die 30 mit einem aktiven Kinderwunsch innerhalb von sechs Monaten schwanger, wenn sie regelmäßig ungeschützten Sex haben. Eine gesunde Frau um die 30 hat jeden Monat eine Chance von etwa 20 Prozent, schwanger zu werden. Je jünger die Frau, umso größer ist die Wahrscheinlichkeit; je älter, umso mehr (und umso schneller) nimmt die Fruchtbarkeit ab.

Bleibt der Kinderwunsch nach etwa einem Jahr trotz regelmäßigen Geschlechtsverkehrs unerfüllt, ist der Gang zum Arzt angeraten. Dann gilt das Paar als unfruchtbar oder »steril«. Keine Angst, so schlimm diese Diagnose klingen mag, sie ist nicht endgültig und sollte auch niemanden abschrecken. So wie ein Schnupfen oder eine andere Krankheit vergeht, kann man auch Unfruchtbarkeit in den meisten Fällen behandeln. Damit beginnt dann auch die Suche nach der Ursache – und einer Lösung. Und die fängt oft damit an, überhaupt zu verstehen, wie der weibliche Zyklus funktioniert. Denn der spielt, wie wir alle wissen, eine wichtige Rolle beim Schwangerwerden.

Von Bienchen und Blümchen

Fast jede Frau bekommt ab der Pubertät in der Regel einmal im Monat ihre Tage. Aber was das genau bedeutet und welche hormonellen Prozesse dabei im Körper stattfinden, das haben wir zwar alle irgendwann im Biologieunterricht gelernt, können uns aber vermutlich nicht daran erinnern. Den meisten ist wahrscheinlich noch bekannt, dass der weibliche Zyklus mit der Fruchtbarkeit zusammenhängt und dass zu einer bestimmten Zeit im Monat ungeschützter Geschlechtsverkehr zur Schwangerschaft führen kann. Erst wenn die Familienplanung ansteht, befassen sich viele Paare eingehender mit dem Thema. Doch auch dann interessiert sie eigentlich vor allem, dass etwa nach der Hälfte des Zyklus ein Eisprung stattfindet und sie bestenfalls genau dann Sex haben sollten. Dabei ist der Zyklus deutlich komplexer als das – und wenn man sich damit beschäftigt, sogar wirklich sehr spannend. Deshalb fangen wir jetzt einfach noch einmal ganz von vorn an und schauen uns die Geschichte von den Bienchen und Blümchen etwas genauer an.

Der weibliche Zyklus

Der weibliche Zyklus ist ein kompliziertes Zusammenspiel aus Botenstoffen im Gehirn, verschiedenen Hormonen und körperlichen Veränderungen. Er besteht aus zwei Phasen: der Follikel- oder Eireifungsphase, die ihren Höhepunkt im Eisprung hat, und der Lutealphase bis zur Menstruation. Die Follikelphase kann einige wenige Tage, aber auch mehrere Wochen dauern – im Schnitt sind es etwa 14 Tage. Die Lutealphase dagegen dauert recht konstant zwischen zwölf und 16 Tage. Deshalb geht man davon aus, dass ein normaler Zyklus im Schnitt etwa 28 Tage hat, plus minus fünf Tage.

Mit dem ersten Tag der Periode beginnt der neue Zyklus, in Kinderwunschpraxen und Internetforen wird dieser als »ZT1« (Zyklustag 1) abgekürzt. Was passiert dabei? Die Gebärmutterschleimhaut, die sich im vorigen Zyklus aufgebaut hatte, wird abgestoßen, die Frau blutet. Zwei Bereiche im Gehirn, die Hypophyse (Hirnanhangdrüse) und der Hypothalamus, geben den Startschuss für den Körper, das follikelstimulierende Hormon (FSH) auszuschütten, damit in einem der beiden Eierstöcke Eibläschen, auch Follikel genannt, unterstützt durch Östrogen, heranreifen. Normalerweise wechseln die Eierstöcke sich ab, ein Follikel setzt sich durch und wächst zu einer Größe von etwa 20 bis 25 Millimeter heran. Im besten Fall kommt es dann zum Eisprung – ausgelöst durch das luteinisierende Hormon (LH).

Und jetzt wird es für Paare mit Kinderwunsch spannend: Das Zeitfenster, um tatsächlich schwanger zu werden, ist mit nur zwölf bis 18 Stunden nicht besonders groß. In dieser Zeit wandert die aus dem Follikel gesprungene Eizelle durch die Eileiter Richtung Gebärmutter und sollte dabei möglichst befruchtet werden, sonst stirbt sie ab, und die Chance auf eine Schwangerschaft besteht erst im nächsten Zyklus wieder. Klappt die Befruchtung, erreicht die Eizelle in den nächsten drei bis vier Tagen ihr Ziel – die Gebärmutter – und nistet sich dort ein.

Im zweiten Teil des Zyklus schüttet der Körper das Gelbkörperhormon Progesteron aus, um der Eizelle beim Einnisten an die Gebärmutterwand zu helfen. Dieses wird im Überrest des Follikels im Eierstock gebildet und ist in den kommenden Tagen sozusagen der Hauptversorger der kleinen, frisch befruchteten Eizelle. Wenn die Lutealphase weniger als zehn Tage dauert, spricht man von einer Gelbkörperschwäche. Dann kommt es nicht zur Einnistung und Schwangerschaft.

Spätestens hier wird klar: Die Hormonparty ist ein sensibler Prozess, der bei jeder Frau etwas anders abläuft und durch verschiedene Faktoren beeinflusst werden kann. Ein 28-Tage-Zyklus wie im Bilderbuch ist in der Realität selten – und entsprechend schwer ist es, den Zeitpunkt zu bestimmen, wann es wirklich zum Eisprung kommt. Nur etwa ein Viertel aller Frauen ovulieren an Tag 14 oder 15, die meisten sind später dran, nur wenige früher. Viele Frauen spüren den Eisprung zwar durch ein Ziehen im Unterleib, ob dieser sogenannte Mittel- oder Eisprungschmerz aber vor, nach oder exakt zum Eisprung auftritt, ist von Frau zu Frau verschieden. Deshalb benutzen viele Frauen, die schwanger werden wollen, sogenannte Ovulationstests – meist als Stäbchen zum Draufpinkeln.

Wenn der Mann ins Spiel kommt: Befruchtung und Empfängnis

Bisher haben wir nur über die Blümchen gesprochen, kommen wir also zu den Bienchen: Zum Glück gehören zur erfolgreichen Empfängnis nämlich immer zwei. Spermien haben eine Überlebensdauer von drei bis fünf Tagen, was das knappe Zeitfenster von zwölf Stunden dann doch wieder etwas weiter öffnet und dafür sorgt, dass wir uns überhaupt fortpflanzen können. Pro Ejakulation sendet ein gesunder, fruchtbarer Mann mehrere hundert Millionen Samenzellen auf den Weg, durchschnittlich sind es bis zu sechs Milliliter Sperma. Wenn also zufällig genug Spermien rund um unser Zwölf-Stunden-Eisprungfenster im weiblichen Unterleib herumschwimmen und die Reise gen Eileiter antreten, wo die Eizelle ihnen hoffentlich bereits entgegenkommt, dann könnte es mit einer erfolgreichen Befruchtung klappen. Im besten Fall dringt ein Spermium in die Eizelle ein und verschmilzt mit ihr. Für

eine erfolgreiche Schwangerschaft muss sich die so befruchtete Eizelle dann aber noch zeitgerecht entwickeln, was bedeutet, dass sich ihr Zellkern immer wieder teilt. Am zweiten Tag
besteht ein Embryo bereits aus zwei bis vier, am dritten aus
acht bis zehn Zellen. Danach verschmelzen die Zellen immer
mehr miteinander, und man spricht etwa an Tag vier von einer Morula (lateinisch für Maulbeere), da die Zellstruktur an
die Oberfläche der Frucht erinnert. Am fünften Entwicklungs-
tag heißt die befruchtete Eizelle dann offiziell Blastozyste. Oft
kann man dann schon den Unterschied zwischen dem innenliegenden Embryoblasten, aus dem dann der Embryo entsteht,
und dem Trophoblasten, aus dem die Plazenta gebildet wird,
erkennen. Spätestens jetzt sollte sich die Zelle in der Gebärmutter einnisten – was etwa eine Woche nach dem Eisprung
der Fall ist – und dort dann auch bleiben.

Ja, es gibt diese Menschen, die völlig ungeplant oder nach
nur einem einzigen Geschlechtsakt schwanger werden. Es gibt
Frauen, die nie lernen, wie ihr Zyklus funktioniert und die
trotzdem keine Probleme mit der Fortpflanzung haben. Und
es gibt die, bei denen das alles nicht so einfach funktioniert.
So wie mich.

Mein Vater erwähnte einmal scherzhaft, dass er nur den
Gürtel öffnen musste, schon war meine Mutter schwanger.
Dreimal. Auch bei meiner Kusine klappte es beim ersten Versuch. Ebenso bei meiner Schwägerin. Als für uns also der Zeitpunkt gekommen war, in die Familienplanung einzusteigen,
habe ich mir zunächst keine Sorgen gemacht. Sowohl meine
Familie als auch die meines Partners schien ungemein fruchtbar zu sein, wir waren beide unter 30, gesund, fit – was sollte
da schiefgehen? Als vier Wochen nach Absetzen der Pille meine Periode ausblieb, schlich sich schon ein bisschen Vorfreude
ein: Hatte es etwa gleich beim ersten Versuch geklappt? Ein

Schwangerschaftstest brachte die Enttäuschung: Nein. Meine Periode ließ trotzdem weiter auf sich warten. Ich testete in unregelmäßigen Abständen, jedes Mal mit demselben negativen Ergebnis. Langsam beschlich mich der Verdacht, dass hier etwas nicht stimmen konnte. Ich wusste, dass jahrelange Pilleneinnahme den Zyklus beeinflussen kann und der Körper oft einige Monate Zeit braucht, um sich zu erholen und wieder regelmäßig zu funktionieren. Auch deshalb hatte ich ein paar Jahre zuvor meine Gynäkologin gefragt, ob ich die Pille vielleicht testweise absetzen solle. Sie beschwichtigte mich und erklärte mir, dass die Präparate heute so niedrig dosiert seien, dass sie keinen langfristigen Einfluss auf den Zyklus haben sollten.

Ich wartete also noch etwas länger. In der Zwischenzeit fing ich an zu googeln und stieß in Internetforen schnell auf Gleichgesinnte. An eine Kinderwunschbehandlung zu denken erschien mir völlig unnötig. Nur weil mein Zyklus ein paar Wochen länger brauchte, war ich doch nicht gleich unfruchtbar, sagte ich mir. Diesen Stempel wollte ich mir auf keinen Fall aufdrücken. Ich hatte mir zudem geschworen, niemals meinen Zyklus zu protokollieren und auf Kommando Sex zu haben. Unerfüllter Kinderwunsch, das waren für mich Worte, die in Zeitungsartikeln und Dokumentationen vorkamen, aber nicht in meiner Realität.

Da ich aber von Natur aus ungeduldig bin, konnte ich nicht einfach abwarten und nichts tun. Ich fing an, mich zu informieren und alles in mich aufzusaugen, was mit Fruchtbarkeit und Kinderwunsch zu tun hatte. Dabei stieß ich auf einen Tipp, der mir harmlos genug erschien: Mönchspfeffer (oder Keuschlamm) gilt als pflanzliches Allheilmittel bei Frauenbeschwerden und soll dabei helfen, den Zyklus zu regulieren. Also ging ich zur Apotheke und besorgte mir diese angebliche

Wunderwaffe. Zudem lud ich mir dann doch eine App zur Zyklusbestimmung auf mein Smartphone. Ich war also an dem Punkt angekommen.

Gründe, warum es nicht klappt

Ist ein Paar unfruchtbar, liegt das bei etwa einem Drittel der Fälle ausschließlich an der Frau, bei einem Drittel ausschließlich am Mann und bei unglücklichen 30 Prozent an beiden. Es gibt viele Gründe, warum eine Frau Probleme bei der Empfängnis haben kann. Die häufigste Ursache ist hormoneller Natur: Der Zyklus ist zu lang oder zu kurz, es kommt nicht zum Eisprung, oder Follikel reifen nicht richtig heran. Dazu kommen körperliche Ursachen wie blockierte –»verklebte« – Eileiter, Polyzystisches Ovarsyndrom (PCOS) oder Endometriose. Auch das Alter der Frau spielt eine erhebliche Rolle: Frauen werden nämlich immer älter, wenn sie zum ersten Mal Mutter werden. In den meisten westlichen Ländern passiert das erst mit über 30. Leider haben unsere Körper diese Veränderung aber nicht so schnell mitgemacht. Die Natur fände es nach wie vor am besten, wenn wir Kinder kriegen würden, bevor wir 25 Jahre alt sind.

Willkommen auf der Hormonparty: Störungen der Schilddrüsen

Um der Ursache der Empfängnisprobleme auf den Grund zu gehen, werden die meisten Ärzte zunächst einige Hormonwerte im Blut bestimmen und dabei einige Werte ganz besonders in Augenschein nehmen, die für den regelmäßigen Ablauf des Zyklus von Bedeutung sind. Je nach Zyklustag sieht ein gesunder Hormonspiegel unterschiedlich aus und gibt entsprechend Aufschluss über den Verlauf und auch mögliche Probleme im Zyklus.

Oft fällt der erste Blick der Ärzte auf die Schilddrüsenhormone. Etwa zehn Prozent der Fälle von unerfülltem Kinderwunsch bei Frauen sind auf eine Schilddrüsenunterfunktion zurückzuführen. Aber auch eine Überfunktion der Schilddrüse kann zu Empfängnisproblemen führen. Das liegt daran, dass Schilddrüsenhormone neben zahlreichen anderen Stoffwechselprozessen auch die Fruchtbarkeit und Fortpflanzung steuern. Sind zu viele oder zu wenige dieser Hormone im Spiel, beeinträchtigt das die Eizellreifung und damit auch den Zyklus. Die Folge: Zyklusstörungen und Unfruchtbarkeit können auftreten.

Wenn die Schilddrüse zu geringe Mengen der freien Hormone Trijodthyronin (fT3) und Thyroxin (fT4) produziert, spricht man von einer Schilddrüsenunterfunktion (Hypothyreose). Die kann angeboren sein, wird aber sehr viel häufiger im Laufe des Lebens erworben. Eine offen sichtbare oder manifeste Schilddrüsenunterfunktion hat starke körperliche Symptome wie Antriebslosigkeit oder Müdigkeit und kann sogar eine Depression auslösen. Wer darunter leidet, weiß das meist auch.

Die häufigsten Symptome einer Schilddrüsenunterfunktion:
▬ Müdigkeit und gesteigertes Schlafbedürfnis
▬ Antriebslosigkeit
▬ Konzentrationsschwäche
▬ Leistungsminderung
▬ Verlangsamung

▬ Desinteresse
▬ Kälteempfindlichkeit
▬ Appetitlosigkeit
▬ Verstopfung
▬ Übergewicht
▬ Zyklusstörungen

Oft unbemerkt bleibt dagegen eine sogenannte latente Unterfunktion: Bereits die kann aber negative Auswirkungen auf
die Fruchtbarkeit haben, wird jedoch häufig erst bei vorlie-
gendem Kinderwunsch erkannt, weil die Schilddrüsenhormone (noch) im normalen Bereich liegen. Allerdings ist dabei
der TSH-Wert (Thyroidea-stimulierendes Hormon), ein in der
Hirnanhangdrüse gebildetes Hormon, bereits erhöht. Schätzungen zufolge leiden bis zu zehn Prozent der Bevölkerung
unter einer solchen symptomfreien Form der Hypothyreose,
die gerade bei Frauen häufig durch eine Autoimmunerkrankung ausgelöst wird. Betroffene des sogenannten Hashimo-
to-Syndroms haben Antikörper gegen die Schilddrüse gebildet, was eine chronische Entzündung des Organs verursacht
und zu einer Vergrößerung oder Verkleinerung der Schilddrüse führen kann.

Die schlechte Nachricht für Betroffene ist, dass unter Umständen eine lebenslange Therapie in Form von Tabletten nötig ist. Die gute: Die fehlenden Schilddrüsenhormone können
substituiert werden. Ist der Wert korrekt eingestellt, können
auch Frauen mit Hypothyreose eigentlich problemlos schwanger werden.

Eine echte Schilddrüsenüberfunktion kommt übrigens
sehr viel seltener vor und wird – ähnlich wie eine Unterfunktion – oft durch eine Autoimmunerkrankung (Morbus Base-
dow) ausgelöst. Da auch sie die Fruchtbarkeit beeinträchtigen

kann, will ich hier zumindest die häufigsten Symptome auf-
listen:

- Nervosität und Unruhe
- Herzklopfen oder gar Herzrasen
- Konzentrationsschwäche
- Schlafstörung
- starkes Schwitzen
- Wärmeempfindlichkeit
- vermehrter Durst
- Durchfall
- Haarausfall
- Zyklusstörungen

Auch wenn eine Hormonstörung durch die Schilddrüse
schnell festgestellt werden kann, heißt das leider noch lange
nicht, dass sie ebenso schnell zu beheben ist. Das führt uns zu
einer sehr lästigen Begleiterscheinung: Das Frustrierende an
so einer Kinderwunschbehandlung ist nämlich, dass man zwischendurch unheimlich lange warten muss, bis es weitergeht.
Auf Untersuchung folgt Diagnose folgt Therapieansatz. Dabei
habe ich gelernt, dass »drei Monate« so in etwa die Zeit ist,
nach der ein Arzt abschätzen kann, ob eine Maßnahme funktioniert hat oder nicht. Warum gerade drei Monate? Mein erster Verdacht war, dass diese Zahl völlig willkürlich gewählt ist.
Tatsächlich dauert es aber einfach seine Zeit, bis der Körper
sich umstellt. Ebenso brauchen Eizellen und auch Spermien
etwa zwei bis drei Monate, um heranzureifen oder neu gebildet zu werden.

Meine ersten drei Monate Wartezeit waren die zwischen
dem Absetzen der Pille und der offiziellen Anerkennung, dass
ich ein Problem hatte. Denn erst wenn 90 Tage lang die Periode ausbleibt, liegt ein echter medizinischer Befund vor. Ich

sprach also bei meiner Ärztin vor, die mich einmal gründlich untersuchte: Die Ultraschalluntersuchung ergab lediglich, dass ich mich ganz am Anfang eines Zyklus befinden musste, denn meine Gebärmutterschleimhaut war quasi nicht vorhanden. Also wurde mir Blut abgenommen, um meine Hormonwerte zu checken. Es folgten zwei endlos lange Wochen, in denen ich das Ergebnis der Hormonuntersuchung abwarten musste. Das bestätigte das Bild eines gerade erst beginnenden Zyklus – oder wie meine Ärztin es nannte: Eierstöcke im Winterschlaf. Einzig auffällig war meine Schilddrüse. Der TSH-Wert war zu hoch für Frauen mit Kinderwunsch, allerdings nur knapp über dem Grenzwert.

Ich klammerte mich schon zu diesem Zeitpunkt an jeden Strohhalm und ließ mich zum Spezialisten überweisen, in der Hoffnung, dass eine Behandlung der Schilddrüse meinen Zyklus anstoßen würde. Nachdem ich also wiederum auf den Termin beim Spezialisten gewartet hatte, bestätigte er den Verdacht auf eine latente Schilddrüsenunterfunktion. Eigentlich nicht bedenklich, aber eine mögliche Ursache für das Ausbleiben meiner Periode. Er verschrieb mir Schilddrüsenhormone, die ich seit diesem Tag jeden Morgen vor dem Frühstück nehme. Und dann hieß es wieder:»In drei Monaten wissen wir, ob Sie richtig eingestellt sind.«

Drei Monate sind natürlich eigentlich keine lange Zeit. Selbst eine Schwangerschaft dauert in etwa dreimal so lang. Mir kamen diese verflixten drei Monate aber eher vor wie drei Jahre. Ich habe also gemacht, was man immer tut, wenn man auf etwas wartet: Ich habe mich abgelenkt, bin in den Urlaub gefahren und habe Hochzeit gefeiert. Danach das ernüchternde Ergebnis: Zwar verrichteten die Tabletten brav ihre Arbeit und glichen meine Unterfunktion aus. Mein Zyklus blieb trotzdem aus, und das Warten ging weiter.

Eierstöcke wie ein löchriger Käse: PCO-Syndrom

Wenn Frauen auf ihre Periode länger als 35 Tage warten müssen und der Abstand zwischen den Blutungen unregelmäßig ist, liegt das mit hoher Wahrscheinlichkeit am Polyzystischen Ovarsyndrom, kurz PCOS. Dabei bilden sich auf den (vergrößerten) Eierstöcken, den Ovarien, viele, viele kleine Zysten. Das liegt meist an hormonellen Störungen, die dazu führen, dass die Follikel in der ersten Zyklushälfte unvollständig heranreifen und sich dann am Rand der Eierstöcke ansammeln, was man auf dem Ultraschallbild gut erkennen kann. Carola T., die selbst jahrelang am PCO-Syndrom gelitten hat, hat die Krankheit einmal scherzhaft mit einem löchrigen Käse verglichen, so ähnlich muss das aussehen. Geschätzt betrifft diese Krankheit vier bis zwölf Prozent der Frauen im gebärfähigen Alter und ist somit die häufigste Hormonstörung bei Frauen und auch die häufigste Ursache für eine Unfruchtbarkeit wegen Zyklusstörungen.

Die häufigsten Hinweise auf PCOS:
- ein unregelmäßiger Zyklus, der länger als 35 Tage dauert
- verstärkte Körperbehaarung
- fettige, entzündete Haut
- Haarausfall
- Akne
- eventuell Übergewicht
- zahlreiche kleine Zysten auf den Eierstöcken

Symptome wie Akne, starke Körperbehaarung und das Ausbleiben der Regel gehen auf einen Überschuss an männlichen Hormonen wie Testosteron, aber auch Androstendion, zurück. Auch das Sexualhormon-bindende Globulin (SHBG) kann einen Aufschluss auf PCOS geben, wenn es zu niedrig ist. Das ist aber auch bei stark übergewichtigen Frauen der Fall.

Ohnehin leidet über die Hälfte der am PCO-Syndrom erkrankten Frauen an Übergewicht oder Stoffwechselerkrankungen wie Diabetes mellitus, was darauf hinweisen könnte, dass das Auftreten der Krankheit auch mit dem Lebensstil zu tun hat – und sich nach Einschätzung einiger Wissenschaftler deshalb in den kommenden Jahren mit der Zunahme von Adipositas (Fettleibigkeit) noch weiter verbreiten wird. Was genau die Ursache des PCO-Syndroms ist, wird derzeit aber noch erforscht. Fest steht, dass neben einer genetischen Veranlagung das Stoffwechselhormon Insulin eine entscheidende Rolle spielt. Dieses wird gebildet, wenn viel Zucker im Blut ist, zum Beispiel nach dem Essen. Dann wissen die Körperzellen, dass jetzt die Zeit gekommen ist, Zucker aus dem Blut aufzunehmen und umzuwandeln. Wenn die Zellen aber wenig bis kaum auf die Hormonausschüttung reagieren, spricht man von einer Insulinresistenz. Genau das ist bei den meisten Betroffenen mit PCO-Syndrom der Fall. Ihr Blutzuckerspiegel ist dauerhaft erhöht, was der Körper zu bekämpfen versucht, indem er immer noch mehr Insulin ausschüttet. Die Folgen: Übergewicht und Diabetes können auftreten, vor allem aber gerät der Hormonhaushalt völlig durcheinander. Unter anderem bedeutet das eine vermehrte Produktion männlicher Hormone wie Testosteron. Und es kommt zu den bereits erwähnten Störungen im Menstruationszyklus – die Konzentration des luteinisierenden Hormons (LH) und des milchbildenden Hormons Prolaktin sind zu hoch, sodass der Eisprung ausbleibt und der Abstand zwischen zwei Blutungen ungewöhnlich lang ist. Im Klartext heißt das: Frauen mit unbehandeltem PCO-Syndrom sind in der Regel unfruchtbar.

Allerdings gibt es auch Frauen wie zum Beispiel Carola T.: schlank, sportlich und mit normalem BMI. Sie leidet trotzdem unter PCOS. In solchen Fällen geht man als Ursache von einer genetischen Veranlagung oder aber auch von andauerndem Stress aus. Carola T. hatte während der Dauer ihrer Fernbeziehung Zysten auf den Eierstöcken und unregelmäßige Zyklen. Nachdem ihr Mann zu ihr gezogen war, normalisierte sich alles wieder. So auch im Fall von Antonia B., bei der schon vor vielen Jahren PCOS diagnostiziert wurde: Die Berlinerin musste erst vom Fahrrad fallen und wochenlang krankgeschrieben werden, bevor es bei ihr mit dem Schwangerwerden geklappt hat.

Es wäre toll, wenn das Problem sich immer so einfach lösen lassen würde und man nur einige Stressoren aus dem Leben verbannen könnte. Doch so simpel ist es nicht. Das PCO-Syndrom kann man nicht heilen, man kann aber die Beschwerden lindern – und damit die Unfruchtbarkeit bekämpfen. Je nachdem, was der Arzt als Ursache für die Erkrankung ausmacht, wird er verschiedene Medikamente oder Therapieansätze vorschlagen: Oftmals hilft eine medikamentöse Einstellung der Schilddrüsenhormone, um auch beim PCO-Syndrom eine Besserung zu erzielen. Viele, vor allem übergewichtige Betroffene, berichten davon, dass sie mit einer radikalen Gewichtsabnahme und mehr Bewegung gute Erfolge erzielt haben. Das wurde in zahlreichen Studien bestätigt und wird auch von der Deutschen Gesellschaft für Gynäkologie und Geburtshilfe (DGGG) empfohlen: Nicht nur kann man so die Chance auf eine Schwangerschaft erhöhen, sondern auch das Risiko einer Fehlgeburt senken. Beschleunigen kann man den Prozess durch die Gabe von Medikamenten wie Metformin. Der Wirkstoff senkt den Blutzuckerspiegel und regt den Eisprung und die Follikelbildung an. Metformin ist allerdings eigentlich zur Behandlung von Typ-2-Diabetes gedacht und nicht für die Behandlung des PCO-Syndroms zugelassen. Im Rahmen einer klinischen Studie oder eines sogenannten Heilversuchs können Ärzte es aber verschreiben. Vor allem im Zusammenhang mit einem Kinderwunsch ist eine Metformin-Therapie bei Übergewichtigen und PCOS-Patientinnen gang und gäbe – und wird von der DGGG sogar empfohlen. Sprechen Sie im Zweifel unbedingt Ihren Arzt darauf an, der kann Sie weitergehend beraten.

Eine der häufigsten Frauenkrankheiten: Endometriose

»Ich fürchte mich jeden Monat vor meiner Periode«, erzählt Nadja H. Nicht nur dauert ihre Blutung meist einige Tage länger und ist weitaus stärker als bei anderen Frauen. »Ich habe so starke Schmerzen, dass ich mich nahezu jedes Mal krankmelden muss.« Nur mit starken Schmerzmitteln könne sie dann noch funktionieren, sagt die PR-Beraterin aus Potsdam. Genau wie ihre Mutter leidet sie an der extrem schmerzhaften Krankheit Endometriose und wurde deswegen bereits zweimal operiert. Damit ist sie nicht allein. Jedes Jahr sind etwa 40 000 Frauen neu davon betroffen. Mit steigendem Alter steigt auch die Wahrscheinlichkeit, an Endometriose zu erkranken.

Woher Endometriose kommt, ist – einmal mehr – unbekannt. Wie viele andere Krankheiten rund um die Unfruchtbarkeit bleibt auch diese ein Rätsel. Zudem geht es nicht allen Frauen, die von der Krankheit betroffen sind, wie Nadja H. Etwa die Hälfte der Erkrankten ist beschwerdefrei und erfährt deshalb nie, dass sie überhaupt an Endometriose leidet. Manchmal wird diese auch eher zufällig bei einer Bauchspiegelung festgestellt. Ärzte gehen deshalb von einer deutlich höheren Dunkelziffer aus.

Bei den betroffenen Frauen wächst ein der Gebärmutterschleimhaut (Endometrium) ähnliches, gutartiges Gewebe außerhalb der Gebärmutterhöhle, wo es eigentlich nicht hingehört. Meist siedeln sich die Wucherungen an benachbarten Organen des kleinen Beckens wie den Eierstöcken, dem Darm oder der Blase an. Das Verrückte ist: Genau wie die Gebärmutterschleimhaut ist auch dieses Gewebe abhängig vom Zyklus. Es baut sich also etwa einmal im Monat neu auf, wird dicker und dann – wie die echte Gebärmutterschleimhaut während der Periode – abgestoßen. Betroffene bemerken meist erst dann, dass etwas nicht mit ihnen stimmt, wenn sie wie Nadja H. besonders starke Menstruationsschmerzen haben, oft begleitet von schlimmen Krämpfen oder sogar Erbrechen. Kein Wunder, sie haben ja auch besonders viel Gebärmutterschleimhaut, die ihnen Schmerzen bereiten kann. Bleiben diese Probleme aus oder hat eine Frau keinen akuten Kinderwunsch, gibt es oft keinen Anlass, etwas gegen die Endometrioseherde zu unternehmen. Wenn betroffene Frauen aber sehr unter den Schmerzen, die auch chronisch werden können, leiden, kann das Gewebe operativ entfernt werden.

Die häufigsten Symptome bei Endometriose sind:
▪ starke, sehr schmerzhafte Regelblutung
▪ Zwischen- und Schmierblutungen oder andere Menstruationsstörungen
▪ anhaltende Schmerzen, wenn die Endometrioseherde an Stellen im Körper ansässig sind, wo das Blut nicht abfließen kann
▪ Schmerzen beim Geschlechtsverkehr oder im Rücken
▪ Unfruchtbarkeit

Ob eine Frau an Endometriose leidet, lässt sich ganz sicher nur durch eine Bauchspiegelung feststellen. Manchmal werden die Herde dann auch gleich herausgeschnitten, vor allem, wenn die schmerzhaften Begleiterscheinungen die Frauen stark einschränken. Oft können Medikamente oder Hormonpräparate wie die Pille die Wucherungen eine Weile in Schach halten und die Schmerzen unterdrücken. Auch nach einer erfolgten OP raten Ärzte dazu, die Pille durchgehend weiter zu nehmen, weil ein neues Auftreten der Gewebeknoten so sogar verzögert werden kann. Manche Frauen müssen aber immer wieder operiert werden, denn heilbar ist die Krankheit nicht. Das ist besonders bei Kinderwunsch ärgerlich, wenn die Pille abgesetzt werden muss. Manchmal wird auch erst dann eine OP durchgeführt, wenn eine Schwangerschaft nach mehreren Monaten ausbleibt. Dabei ist nicht klar, ob und warum diese Krankheit die Fruchtbarkeit beeinflusst, es kommt aber einfach immer wieder vor. Laut der Europäischen Endometriose-Liga (EEL) leiden bis zu 50 Prozent Frauen mit unerfülltem Kinderwunsch an der Erkrankung, andere Quellen gehen von 25 bis 30 Prozent aus. Eine mögliche Erklärung dafür ist, dass es durch die Endometriose an Organen wie den Eierstöcken und Eileitern zu Vernarbungen und Verwachsungen kommt. Die Herde zu entfernen kann laut einigen Studien sinnvoll sein, da so die Chancen steigen, spontan schwanger zu werden. Sonst ist eine künstliche Befruchtung unausweichlich. Immerhin: Wenn es zu einer Schwangerschaft kommt, verschwinden die Symptome in der Regel zumindest für einige Zeit, da es während der Schwangerschaft keinen Menstruationszyklus gibt. Auch in den Wechseljahren tritt Endometriose nicht mehr auf.

Endometriose ist leider oft nicht die alleinige Ursache für einen unerfüllten Kinderwunsch, sondern taucht zusammen mit anderen Erkrankungen auf. Cynthia B. beispielsweise beschreibt ihr Schicksal so: »Heute war ich im Krankenhaus, um einige Endometrioseherde entfernen zu lassen. Dabei habe ich die ernüchternde Nachricht erhalten, dass dies nicht mein einziges Problem ist, sondern dass meine Eileiter absolut undurchlässig sind. Mir wurde ans Herz gelegt, nicht mehr viel länger zu warten und, falls ein Kinderwunsch bestünde, direkt ins Kinderwunschzentrum zu gehen. Mein Freund und ich sind uns einig. Nur, wo fange ich am besten an?«

Ob die verklebten Eileiter eine Folge der Endometriose sind, weiß sie nicht, ihre Ärzte gehen aber davon aus.

Du kommst hier nicht durch: verklebte Eileiter

Cynthias Eileiterproblem ist leider eine sehr häufige Ursache für unerfüllten Kinderwunsch. Eine mögliche Erklärung ist, wie oben schon gesagt, dass Organe wie die Eierstöcke und Eileiter vernarben. Diese können sogar komplett zuwachsen oder, wie man im Kinderwunschjargon sagt, »verkleben«. Bei Cynthia B. ist sehr wahrscheinlich, dass die Eileiter aufgrund von Endometriose-Wucherungen undurchlässig geworden sind. Die häufigste Ursache sind aber sogenannte aufsteigende Infektionen des Unterleibs, also Scheideninfektionen, die nach und nach auch den Gebärmutterhals befallen und sich weiter in Richtung Eileiter ausdehnen. Diese können durch Pilze und Bakterien ausgelöst werden, durch Chlamydien oder Gonokokken. Dabei führt nicht jede Genitalentzündung zum Eileiterverschluss, wiederholte Entzündungen erhöhen aber das Risiko. Oft bleiben auch diese unerkannt, oder die Frauen vergessen einfach, dass sie vor Jahren doch dieses eine Mal so schlimme Schmerzen im Unterleib hatten – schließlich sind

Krämpfe unsere monatlichen Begleiter und treten bei vielen Frauen extrem stark auf. Schätzungen zufolge sind krankhafte Befunde an den Eileitern bei etwa 14 Prozent der Frauen die Ursache für Sterilität. Verschlossene Eileiter können mit Sicherheit nur in einer Bauchspiegelung festgestellt, in manchen Fällen aber auch durch die Gabe von Kontrastmitteln im Rahmen einer Gebärmutterspiegelung sichtbar gemacht werden. Symptome gibt es in der Regel nicht. Warum ist das überhaupt ein Problem? Wenn die Eileiter verklebt sind, wird die Eizelle auf ihrem Weg in die Gebärmutter gestoppt, gleichzeitig dringen die Spermien nicht zu ihr durch und können sie nicht befruchten. Die Frau ist steril. Gesundheitliche Auswirkungen hat das zunächst einmal keine. Eine ernsthafte Komplikation kann aber dann auftreten, wenn die kleineren Spermien die Eizelle doch erreichen und die befruchtete Eizelle sich dann statt in der Gebärmutter in einem Eileiter einnistet. Man nennt das eine Eileiterschwangerschaft. Für Betroffene ist das oft doppelt schlimm, denn sie sehen zunächst ihren größten Wunsch nach einer Schwangerschaft erfüllt – denn die Hormonlevel steigen an, und ein Test fällt in der Regel positiv aus. Eine Eileiterschwangerschaft hat aber keinerlei Chance zu überleben und kann, wenn sie unerkannt bleibt, für die Frau sogar tödlich enden. Meistens muss der betroffene Eileiter entfernt werden, was die Chancen, auf natürlich Art schwanger zu werden, zusätzlich verringert. Deshalb wird im Rahmen einer Kinderwunschbehandlung meist sehr früh die Eileiterdurchlässigkeit überprüft (im Fachjargon nennt man das Tubendiagnostik), wenn die Ursache für die Unfruchtbarkeit nicht klar ist.

Wenn nur ein Eileiter verschlossen ist, besteht noch eine geringe Chance für die Frau, auf natürlichem Weg schwanger zu werden. Wenn beide Eileiter verschlossen sind, gibt es zur künstlichen Befruchtung keine Alternative. Denn dabei wird der Embryo direkt in die Gebärmutter eingesetzt – die Eileiter werden nicht benötigt.

Wenn die Zeit davonläuft: Risikofaktor Alter

Eine Bekannte von mir hat vor Kurzem mit 41 Jahren ein »Unfallkind« bekommen. Es war nicht geplant, sie hatte einfach nicht aufgepasst – und wurde prompt schwanger. Solche Geschichten hört man immer wieder. Sie machen gerade den Frauen Mut, die ihren Kinderwunsch vielleicht erst mit Ende 30 umsetzen wollen und (begründete) Angst haben, dass das nicht so einfach werden wird. Diese Geschichten sind aber auch gefährlich, wie Dr. Jon Aizpurua vom Kinderwunschzentrum IVF Spain in Alicante mir in einem Hintergrundgespräch für dieses Buch erzählte: »Das vermittelt den Eindruck, dass Frauen alle Zeit der Welt haben und warten können, bis ein Kind auch zu ihren Lebensumständen passt. Aber das stimmt einfach nicht.«

Damit will Dr. Aizpurua nicht schwarzmalen oder Kunden generieren, er bezieht sich einfach auf biologische Fakten: Noch vor einhundert Jahren lag die Lebenserwartung einer Frau bei etwas über 50 Jahren, erst im vergangenen Jahrhundert hat sich diese rapide gesteigert und ist heute bei weit über 80 Jahren angekommen – im Durchschnitt, es gibt also auch Ausreißer nach oben. Die Lebenserwartung hat sich quasi fast verdoppelt in einer Zeit, die man evolutionär betrachtet als Augenblick bezeichnen könnte. Kein Wunder, dass unser Körper noch immer darauf programmiert ist, eher mit 20 Jahren Kinder zu bekommen. Natürlich gibt es Frauen, die auch mit Ende

30, Anfang 40 problemlos schwanger werden. Viel häufiger ist aber, dass es mit zunehmendem Alter immer schwieriger wird.

Mit der gestiegenen Lebenserwartung hat sich aber vor allem auch unsere Lebenshaltung verändert: Wir studieren und »genießen das Leben« bis Ende 20, heiraten mit Anfang oder Mitte 30 und bauen erst mit 40 – wenn überhaupt – ein Haus und denken an die Familiengründung. Der Fokus auf den Kinderwunsch hat sich in einen Lebensabschnitt verschoben, in dem Frauen früher bereits Großmütter waren. Heute haben wir aber insgesamt mehr Lebenszeit, können unser Leben und unsere Karrieren anders planen, sind völlig flexibel und frei in der Gestaltung. Frauen sehen heute mit 40 wie früher mit 30 aus und sind weit davon entfernt, großmütterlich oder gar greis zu sein.

Hinzu kommt, dass auch die Partnerschaftsmodelle sich stark verändert haben. Viele Paare bleiben heute nicht mehr für immer und ewig zusammen. Stattdessen gibt es Zweitehen oder gar Drittehen, und auch mit diesem Partner möchte man gegebenenfalls gern Kinder bekommen. Warum auch nicht?

Das einzige Problem ist: Unser Körper macht da unter Umständen nicht mit. Wir kommen mit einer bestimmten Anzahl Eizellen zur Welt – etwa einer Million –, von denen in der Pubertät noch etwa 400000 übrig sind. Jeden Monat bekommen etwa 1000 Eizellen die Chance, heranzureifen, aber nur eine einzige macht in der Regel das Rennen. Jedes Jahr gehen also etwa 12000 Eizellen verloren. Wir haben zeit unseres Lebens maximal 400 Eisprünge. Das sind Zahlen, die Frauen aber gern ausblenden. Hinzu kommt: Je älter wir werden, umso schlechter wird die Qualität unserer Eizellen. Bei einer Frau um die 40 sind etwa 70 Prozent ihrer Eizellen nicht mit dem Leben vereinbar, meist weil sie genetisch vorbelastet sind und sich nicht richtig entwickeln. Selbst wenn es zu einer Befruchtung kommt, gibt es oft eine Störung in der Zellteilung. Was das ge-

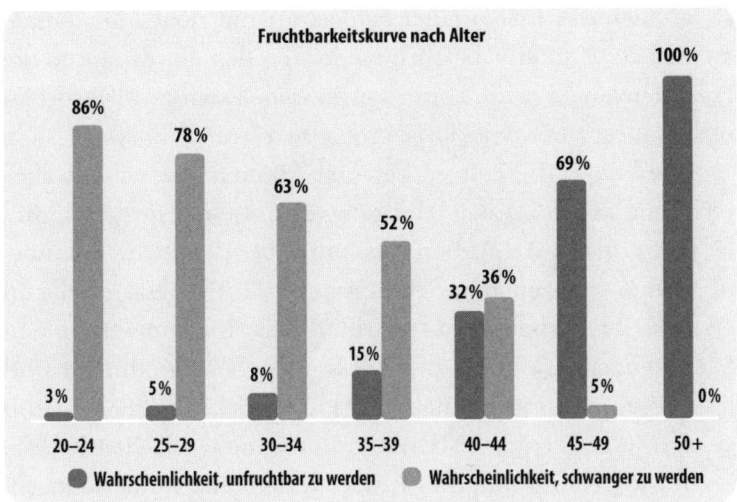

Fruchtbarkeitskurve nach Alter

Quelle: Helen A. Carcio: Management of the Infertile Woman, Philadelphia 1998;
M. Sara Rosenthal: The Fertility Sourcebook, Los Angeles 1996.

nau bedeutet, lässt sich am Beispiel von Hilda B. aus Darmstadt
zeigen: Sie ist 37 Jahre alt, ihr Partner 39. Sowohl ihre Hormonwerte als auch sein Spermiogramm waren unauffällig. Dennoch scheiterten zwei IVF-Behandlungen, weil ihre Eizellqualität einfach zu schlecht war: Beim ersten Versuch konnten bei
der Punktion, der operativen Entnahme der Eizellen, nur zwei
Eizellen gewonnen werden, davon war eine unreif. Die zweite
ließ sich befruchten, erreichte an Tag drei aber gerade so das
Siebenzellerstadium und nistete sich nicht ein. Beim zweiten
Versuch ließen sich zwar elf von zwölf Eizellen befruchten,
aber die meisten davon blieben in der Entwicklung nach kurzer
Zeit stehen. Nur zwei Eizellen entwickelten sich bis zum fünften Tag zum Achtzeller weiter, ein Zeitpunkt, an dem eigentlich
bereits das Blastozystenstadium erreicht sein sollte. Für Frauen
Ende 30 oder Anfang 40 ist das kein seltener Befund. Deshalb

steigt auch das Risiko einer Fehlgeburt mit dem Alter rapide an. Selbst wenn eine befruchtete Eizelle sich einnistet und die Frau schwanger wird, kommt es in den ersten zwölf Wochen noch häufig zu Entwicklungsproblemen beim Embryo. Wie knapp die Zeit wirklich ist, können Ärzte dafür aber recht genau bestimmen. Hormonwerte wie der des Anti-Müller-Hormons (AMH) geben Auskunft über die noch vorhandene Menge an Eizellen beziehungsweise darüber, wie gut die Eierstöcke ihre Arbeit noch verrichten. Das Hormon wird in den Satellitenzellen, die die Eierstöcke umgeben, produziert und lässt so auf die Funktionalität der Eierstöcke schließen. Grob gesagt: Je höher der AMH-Wert, umso mehr Eizellen hat die Frau. Die Bestimmung des AMH-Wertes hilft Kinderwunschpraxen dabei, vorauszuplanen, wie eine Frau auf die Hormonstimulation reagieren wird. Ein zu hoher Wert (etwa über 6,95 Nanogramm pro Milliliter) birgt das Risiko einer Überstimulation. Dann reifen möglicherweise zu viele Eizellen heran, die Eierstöcke schwellen an, die Frau fühlt sich unwohl, hat ein Druckgefühl im Unterbauch oder Wasseransammlungen. Ein schweres Überstimulationssyndrom kommt extrem selten vor, gerade auch, weil jede Hormonbehandlung engmaschig überwacht wird, um eine solche Überstimulation zu verhindern. Hierbei hilft auch, den AMH-Wert zu kennen. Ist dieser zu niedrig (weniger als 1 ng/ml) zeigt das an, dass der Körper kaum bis gar nicht auf die Hormone reagiert, da kaum mehr Eizellen vorhanden sind, die bis zum Eisprung heranreifen.

Frauen mit einem sehr niedrigen AMH-Wert werden in der Fachsprache als »Low Responder« bezeichnet. Patientinnen mit PCO-Syndrom fallen übrigens eher in die erste Kategorie. Sie haben typischerweise eher hohe AMH-Werte, weil auch die Zysten auf die Stimulation reagieren. Aber Vorsicht: In einigen Internetforen bin ich auf panische Frauen gestoßen, die mit Ende 20 bereits einen AMH-Wert von unter 1,0 Nanogramm pro Milliliter Blut (das entspricht 0,001 Milligramm pro Liter) haben und fürchten, bei ihnen sei der Zug abgefahren. Das stimmt so nicht, denn der Wert sagt nicht unbedingt etwas über die Qualität der Eizellen aus. Die oben bereits erwähnte Hilda B. hat mit Ende 30 beispielsweise einen AMH-Wert von über 4,0 ng/ml, was bedeutet, dass ihre Eierstöcke noch gute Arbeit verrichten – die Qualität ihrer Eizellen ist trotzdem nicht ausreichend. Man kann den Wert einigen Studien zufolge wohl zudem mit der Einnahme von Vitamin D und anderen Nahrungsergänzungsmitteln etwas verbessern.

Der zweitwichtigste Faktor zur Bestimmung der Eierstockfunktionalität und Fruchtbarkeit ist die Anzahl der sogenannten Antralfollikel. Eizellen brauchen etwa zwei bis drei Monate, um vollständig bis zum Eisprung heranzureifen. Der Körper schickt, wie bereits erwähnt, mehrere Hundert Eizellen pro Zyklus ins Rennen. Während der ersten Zyklushälfte setzen sich dann einige durch, die eine Größe von mehreren Millimetern erreicht haben, bei jungen Frauen können das auch mal zehn bis 20 Stück sein. Das sind die sogenannten Antralfollikel. Ohne medikamentöse Unterstützung reift dann aber tatsächlich nur eine einzige Eizelle aus, die anderen sterben im Zeitraum bis zum Eisprung ab. Die Anzahl der Antralfollikel kann man während einer Ultraschalluntersuchung in den ersten Zyklustagen gut erkennen, sie sind oft bis zu zehn Millimeter groß.

Leider bedeutet ein niedriger AMH-Wert in Kombination mit einer geringen Anzahl Antralfollikel oft das Ende für den Kinderwunsch vieler Paare. Sind die eigenen Ressourcen erst einmal aufgebraucht, können diese auch nicht wiederhergestellt werden. Der weibliche Körper verschießt sein gutes Pulver sehr früh. Und je älter wir werden, desto weniger haben wir zur Verfügung.

Frauen sollten den Faktor »Alter« deshalb nicht unterschätzen. Im Durchschnitt kommen wir zwar erst mit etwa 51 Jahren in die Wechseljahre, wir sind aber schon lange vorher nicht mehr fruchtbar – nämlich ab etwa Mitte 40. Auch nach Beginn der Wechseljahre können Frauen theoretisch noch ein Kind austragen, das ist aber nur aufgrund einer Eizellspende oder mit eigenen, eingefrorenen Eizellen möglich. Einer Umfrage des Bundesministeriums für Familie, Senioren, Frauen und Jugend von 2015 zufolge blenden Frauen bis 39 Jahre aber komplett aus, dass das Alter ein erheblicher Faktor für unerfüllten Kinderwunsch sein könnte. Jede vierte Frau geht demnach sogar mit über 40 noch davon aus, fruchtbar zu sein. Oder wie Dr. Aizpurua es ausgedrückt hat: »Wir sind hoch entwickelte geistige Menschen in einem uralten Körper. Unsere biologische Uhr tickt noch immer wie vor einigen Tausend Jahren.«

Sie schwimmen, oder nicht?

Auch beim Mann spielt das Alter keine unwesentliche Rolle bei der Fruchtbarkeit, obwohl Männer theoretisch sogar mit über 60 noch Kinder zeugen können. Prominente Vertreter sind beispielsweise Paul McCartney, der mit 61 noch Vater wurde, Rod Stewart mit 66 und Rupert Murdoch mit 72 Jahren. Als ältester Vater der Welt gilt laut BILD-Zeitung übrigens ein Inder, der im Jahr 2012 mit 96 Jahren zum zweiten Mal Vater wurde. Sein erstes Kind hatte er zwei Jahre zuvor mit 94 Jahren gezeugt. Keine Frage, solche Fälle sind Extreme.

Wenn die Ursache für eine ausbleibende Schwangerschaft beim Mann liegt, dann hat das in den allermeisten Fällen mit seiner Spermienqualität zu tun. Dabei geht es gar nicht nur um die Menge, sondern vor allem um die Anzahl, die Mobilität und das Aussehen der Spermien. Zumindest 30 Prozent der Spermien sollten ein normales Aussehen besitzen, und mindestens 50 Prozent sollten gut beweglich sein, um auf natürlichem Weg ein Kind zu zeugen. Auch sollte der Weg vom Nebenhoden in den Hoden und über den Samenleiter nach draußen möglichst frei sein.

Ein Samenerguss hat im Schnitt etwa zwei bis sechs Milliliter Volumen; der Großteil besteht aber gar nicht aus Spermien, sondern zu über 99 Prozent aus Samenflüssigkeit. Die Menge kann dabei je nach Tagesform und Lebensumständen abweichen. Zum Beispiel produzieren Männer nach einer längeren Abstinenz (beispielsweise in einer Fernbeziehung) mehr Spermien, als wenn sie regelmäßig Sex mit ihrer Partnerin haben. Die (evolutionäre) Theorie dahinter ist, dass der Mann mit der schieren Menge seiner Spermien seine Dominanz zeigen und so eine längere Abwesenheit ausgleichen – und gegebenenfalls auch die Spermien eines Konkurrenten verdrängen kann. Schließlich geht es immer um die Reproduktion, frei nach dem Motto »Viel hilft viel«.

In der Regel befinden sich in einem Milliliter Samenflüssigkeit etwa 20 bis maximal 150 Millionen Spermien, allerdings im Durchschnitt mit abnehmender Tendenz. Laut einer internationalen Studie aus Dänemark von 1992 schrumpfte die Menge an Spermien zwischen 1938 und 1991 um ein Prozent pro Jahr. In den Vierzigerjahren hatte ein Mann noch etwa 100 Millionen Spermien pro Milliliter, heute sind es im besten Fall noch 60 Millionen.

Das liegt vor allem an unseren Lebensumständen – und an denen der eigenen Mutter. Wenn eine Mutter rund um die Geburt ihres Sohnes und in den ersten Wochen seines Lebens beispielsweise Tabakrauch ausgesetzt ist, kann das die Spermienproduktion ihres Sohnes um bis zu 40 Prozent reduzieren – und zwar dauerhaft, ohne Möglichkeit auf Regeneration. Auch der eigene Lebensstil beeinflusst die Fruchtbarkeit, sowohl bei der Frau als auch beim Mann. Ein ungesunder Lebenswandel kann die Spermienproduktion und -qualität verringern. Umgekehrt bedeutet das aber, dass ein gesunder Lebensstil mit ausgewogener Ernährung, ausreichend Schlaf und mäßiger Bewegung die Spermienqualität unter Umständen verbessern kann. So geschehen bei Rainer S.: Seine Frau Linda H. berichtet, dass sich das Spermiogramm ihres Mannes deutlich verbessert habe, als er zu rauchen aufhörte. Zuvor hatte man ihr in der Kinderwunschpraxis wenig Hoffnung auf Erfolg ohne eine Spezialbehandlung gemacht. Nach nur drei rauchfreien Monaten sah das plötzlich ganz anders aus.

Einflussfaktoren auf die Spermienqualität sind vor allem:
- Übergewicht
- Rauchen
- Alkohol
- Drogen
- Stress
- Alter
- regelmäßige Hitze durch heiße Bäder, enge Unterwäsche, Laptop auf dem Schoß

Hodenhochstand

Zu hohe Temperaturen sind auch das Problem bei einem angeborenen Defekt, dem Hodenhochstand. Bei zwei bis vier Prozent der neugeborenen Jungen ist der Hoden bis zur Geburt nicht in den Hodensack gerutscht. Man spricht dann von einem Hodenhochstand. Bei Frühchen sind sogar 30 Prozent betroffen. Der Hoden liegt dann meist im Leistenkanal oder im Bauchraum. Das Problem: Im Hoden herrscht eine deutlich kühlere Temperatur als im Körper, nämlich nur etwa 33 Grad. Die höheren Temperaturen im Körper können die Fruchtbarkeit nachhaltig beeinflussen, weil der Hoden dabei geschädigt wird und keine Spermien mehr produzieren kann. Auch ist das Risiko von Hodenkrebs erhöht. Deshalb sollte ein Hodenhochstand nicht unbehandelt bleiben. Normalerweise warten Kinderärzte zunächst einige Zeit ab, ob der Hoden doch noch von alleine seinen Platz einnimmt. Wenn das nicht passiert, helfen sie zusätzlich mit Hormonsprays nach und müssen im schlimmsten Fall operieren. Das sollte nach Möglichkeit noch im ersten Lebensjahr des Kindes geschehen, weil dann die Spätfolgen so gering wie möglich sind.

Bei Klaus P. hat der Arzt damals nicht schnell genug reagiert. Der heute 43-Jährige hatte als Baby einen Hodenhochstand, der viel zu lange nicht erkannt und deshalb erst spät behandelt wurde.»Mich ärgert einfach, dass ich das als Kind selbst nicht beeinflussen konnte«, sagt der Immobilienmakler aus Berlin heute. Die Folge: Seine Schwimmer schwimmen nicht, er hat weniger als ein Prozent bewegliche Spermien. Seine Frau hat ebenfalls Fruchtbarkeitsprobleme, ihr AMH-Wert ist unter der messbaren Grenze, ihr Körper reagiert quasi nicht auf Hormonstimulation. Die beiden mussten mehrere Spezialuntersuchungen über sich ergehen lassen und haben am Ende schon vor der Geburt über 30 000 Euro in ihr erstes – und einziges – gemeinsames Kind investiert.

KAPITEL 2
Untersuchungsmarathon

Kennen Sie diese »Nacktscanner« an Flughäfen, wo man sich mit leicht gespreizten Beinen und erhobenen Händen für zwei Sekunden stocksteif reinstellen muss, und dann scannt das Gerät, ob Sie etwas Verdächtiges am Körper tragen? Das wäre mal eine tolle und extrem hilfreiche Erfindung für die Reproduktionsmedizin, die mir einiges an Zeit, Nerven und vor allem Körpersaft erspart hätte. Doch leider gibt es keinen solchen »Unfruchtbarkeitsscanner«. Die bisher aufgezählten Möglichkeiten, warum es nicht klappt mit dem Kinderwunsch, lassen sich in einer bloßen Unterhaltung mit dem Arzt zudem schwer überprüfen. Stattdessen müssen sich die Betroffenen einer nicht enden wollenden Reihe von Untersuchungen unterziehen. Die Suche nach der Ursache des Problems ist einer der wichtigsten und langwierigsten Bausteine der Kinderwunschbehandlung. Dabei gibt es leichte und schwere Fälle, manche Betroffenen haben nur eine »Baustelle«, bei anderen kommen einige Sachen zusammen. In der Medizin gilt gemeinhin: Wer sucht, der findet. Das muss aber nicht unbedingt immer die Ursache für die Krankheit sein, die man gerade behandeln will. Deshalb sollte man sich gut überlegen, wie tief man in die einzelnen Regionen des Körpers vordringt.

Ein paar Untersuchungen haben sich in den letzten Jahren als Basisdiagnostik durchgesetzt: Bluttests zur Hormonbestimmung, Ultraschall der Fortpflanzungsorgane, das Spermiogramm beim Mann. Auch die Krankenkassen haben ihre Bedingungen für eine Kostenübernahme festgelegt und verlangen, dass manche Dinge abgeklopft werden. Darüber hinaus kann man, je nach Auffälligkeiten oder Verdachtsmomenten, weitere Untersuchungen vornehmen. Bei etwa zehn Prozent der Paare wird übrigens nie eine Ursache für die Unfruchtbarkeit gefunden. Das nennt man »idiopathische Infertilität«. Die gute Nachricht ist, dass auch diese Paare behandelt werden können – und das sogar oft mit Erfolg.

Wie bereits erwähnt, ist die Bandbreite an Untersuchungen extrem groß. Ich werde im Folgenden auf die gängigsten und am häufigsten nachgefragten Tests eingehen und diese etwas näher erläutern. Ob für Sie die jeweilige Untersuchung infrage kommt, sollten Sie aber unbedingt mit Ihrem behandelnden Arzt klären. Viele Untersuchungen werden nicht von den Kassen übernommen und sind zudem auch nicht bei allen Patienten sinnvoll. Es liegt in Ihrem Ermessen und dem Ihres Arztes, wie invasiv Sie sich untersuchen lassen möchten.

Tanz der Vampire: Bluttests

Man könnte tatsächlich meinen, Kinderwunschärzte seien Vampire, die so nebenbei ihren Eigenbedarf an Blut decken. Schließlich musste ich bei fast jeder Untersuchung welches lassen, Röhrchen um Röhrchen wurde so gefüllt. Und wozu das Ganze? Hauptsächlich dienen die Blutproben dazu, die aktuellen Hormonwerte zu bestimmen. Denn der Stand des Zyklus lässt sich am aktuellen Hormonspiegel meist sehr gut ablesen, da in der ersten Zyklushälfte andere Hormone eine Rolle spielen als in der zweiten. Die Werte können dem Arzt dabei helfen, ziemlich genau festzustellen, an welcher Stelle im Zyklus man sich befindet. Zusammen mit anderen Informationen wie dem tatsächlichen Zyklustag (ausgehend vom ersten Tag der letzten Blutung) und dem Zustand der Gebärmutterschleimhaut, lässt sich so zum Beispiel sehr genau feststellen, ob das Hormonbild zum tatsächlichen Zyklustag passt oder ob vielleicht sogar eine Hormonstörung vorliegt. Wenn bestimmte Hormone verringerte oder erhöhte Werte aufweisen, kann das zudem auf bestimmte Krankheiten wie das PCO-Syndrom hindeuten, zudem können auch Tumore oder andere Wucherungen das Blutbild beeinflussen. Das gilt übrigens auch beim Mann.

Die Liste auf den folgenden Seiten zeigt exemplarisch die wichtigsten Kinderwunsch-Hormone und ihre Normbereiche. Daraus kann man gut ableiten, wie ein normaler Hormonspiegel in etwa aussehen sollte:

Natürlich werden nicht jedes Mal alle diese Hormonwerte bestimmt, meist wird der Arzt aber beim Erstbesuch in der Praxis einen großen Hormonspiegel veranlassen, damit er sich ein umfassendes Bild über den individuellen Zustand der Frau machen kann. Später reicht es, einzelne Werte gezielt abzufragen.

Sollte es im Laufe der Behandlung – in Vorbereitung auf eine künstliche Befruchtung oder nur zur Unterstutzung des Zyklus – zu einer hormonellen Stimulation kommen, kann der Arzt anhand der Bluttests zudem erkennen, wie gut oder schlecht eine Patientin auf die Dosierung der Hormonspritzen reagiert. Entsprechend kann die Dosis erhöht oder reduziert werden. Auch eine Überstimulation der Eierstöcke soll so möglichst ausgeschlossen werden. Übrigens: Auch wenn immer wieder vor Überstimulationen gewarnt wird, sie kommt

Hormon	Spiegel	Zeitpunkt	Bedeutung
follikel-stimulierendes Hormon FSH	3–10 IE/l	erste Zyklushälfte	wird in der Hirnanhangdrüse gebildet und regt Eibläschen zum Wachstum an
	> 20 IE/l	kurz vor dem Eisprung	
	3–5 IE/l	zweite Zyklushälfte	
luteinisieren-des Hormon LH	bis 10 IE/l	erste erste Zyklushälfte	ebenfalls in der Hirnanhang-drüse gebildetes Hormon zum Auslösen des Eisprungs
	> 20 IE/l	zum Eisprung	
	> 8 IE/l	zweite Zyklushälfte	
Östradiol	30–300 ng/l	erste Zyklushälfte	wird in den Eierstöcken ge-bildet und deutet auf bevor-stehenden Eisprung hin, unter-stützt das Follikelwachstum
	100–300 ng/l	zweite Zyklushälfte	
Progesteron	1 ng/l	erste Zyklushälfte	wird in den Eierstöcken aus den Überresten des Gelbkörpers gebildet, versorgt Eizelle nach dem Eisprung bis zum Einnisten und sogar darüber hinaus
	> 10 ng/l	zweite Zyklushälfte	
humanes Choriongona-dotropin hCG	bis 5 IU/l	Männer und Frauen vor der Menopause	ein erhöhter Wert kann auf ein vorzeitiges Einsetzen der Wechseljahre hindeuten
	5–130 mIE/ml	dritte/vierte Schwangerschafts-woche	wird von der Plazenta gebildet und zeigt eine Schwanger-schaft an; zu niedriger Wert könnte auf Fehlgeburt hin-deuten
	75–2600 mIE/ml	fünfte bis sechste Schwangerschafts-woche	der Wert sollte sich ab Schwan-gerschaftseintritt etwa alle zwei Tage verdoppeln und nimmt erst im dritten Trimenon wieder leicht ab
	5000–9000 mIE/ml	siebte Woche	

Hormon	Spiegel	Zeitpunkt	Bedeutung
Thyreotropin TSH	0,4–4,0 mU/l	Normwert	Hormon, das die Schilddrüse stimuliert; ein erhöhter Wert deutet auf eine Unterfunktion, ein verminderter auf eine Schilddrüsenüberfunktion hin
	0,4–1,0 mU/l	bei Kinderwunsch	
Testosteron	0,15–0,55 µg/l	bei Frauen	erhöhter Wert kann auf PCOS hindeuten
Androstendion	0,47 und 2,68 ng/ml	Normbereich	höherer Wert deutet auf PCO-Syndrom hin
Sexualhormon-bindendes Globulin SHGB	30–90 nmol	Normbereich	niedrigerer Wert bei PCO-Syndrom oder starkem Übergewicht (Adipositas)
Anti-Müller-Hormon AMH	1,0–6,95 ng/ml	Normbereich	gibt Auskunft über Aktivität der Eierstöcke und Eizellenvorrat; erhöhter Wert kann auf PCOS hinweisen

Die Mengenangaben sind in unterschiedlichen Maßeinheiten angegeben, die teilweise identisch sind, aber von jedem Labor etwas anders verwendet werden. Ich habe versucht, sie etwas einzuordnen: IE ist ein pharmakologischer Begriff und steht für Internationale Einheit. Manchmal wird auch der englische Begriff IU für International Unit (IU) oder nur U für Unit verwendet. Die Maßeinheit steht für eine reproduzierbare Dosierung der entsprechenden Präparate und wird anhand ihrer Wirkung, nicht ihrer Stoffmenge, eingesetzt. Die Verhältnisse sind oft willkürlich gewählt.

ng/l ist die Abkürzung für Nanogramm pro Liter. Das entspricht 0,001 Nanogramm pro Milliliter oder 0,001 Mikrogramm pro Liter – also einer extrem geringen Dichte des Stoffes pro Liter Flüssigkeit.

hCG wird entweder in Einheiten (IU/l) oder als mIE/ml angegeben, die Menge ist dabei aber identisch.

mIE/ml steht für Mikro-Einheit pro Milliliter. Die Internationale Einheit ist keine physikalische Einheit in diesem Sinne. Für jeden Stoff ist das Verhältnis zwischen Internationalen Einheiten und Masse oder Internationalen Einheiten und Stoffmenge anders.

µg/l steht für Mikrogramm pro Liter und entspricht 0,001 Milligramm pro Liter.

tatsächlich extrem selten vor. Im Jahr 2016 kam es laut Deutschem IVF-Register in gerade mal 0,2 Prozent der Fälle zu einem schweren Überstimulationssyndrom, das mit schweren körperlichen Beeinträchtigungen wie Übelkeit, Durchfall und Erbrechen, Atembeschwerden oder einer Zwerchfellreizung einhergeht und unter Umständen sogar stationär im Krankenhaus behandelt werden muss.

Der (hoffentlich) letzte Bluttest in der Kinderwunschpraxis ist der zur Feststellung der Schwangerschaft. Hier achtet der Arzt auf den hCG-Wert im Blut. Auch herkömmliche Urin-Schwangerschaftstests für zu Hause reagieren auf dieses Hormon. Im Blut kann es aber sehr viel genauer und früher bestimmt werden, weshalb erst ein positiver Bluttest offiziell die Schwangerschaft bestätigt. hCG wird in der Plazenta gebildet und sollte sich bei einem normalen Schwangerschaftsverlauf in den ersten Wochen etwa alle zwei Tage verdoppeln. Deshalb machen manche Kliniken Folgetermine mit ihren Patienten, um auf Nummer sicher zu gehen.

Während manche Frauen Sicherheit aus wiederholten hCG-Kontrollen ziehen, fühlen sich andere dadurch wahnsinnig unter Druck gesetzt: Sind ihre Hormonwerte niedriger als die anderer Frauen, fürchten sie eine Fehlgeburt oder einen Fehlalarm. Die tatsächliche Menge des hCG ist aber von Frau zu Frau völlig individuell: Während Frau A in der fünften Schwangerschaftswoche einen Wert von 128 IU/l aufweist, kann Frau B da bereits 647 IU/l haben oder sogar noch mehr. Trotzdem sind beide schwanger und haben dieselbe Chance, ihr Kind bis zum Ende auszutragen. Höhere hCG-Werte können unter Umständen auf eine Mehrlingsschwangerschaft hinweisen, müssen das aber nicht tun.

Manche Praxen verzichten auf eine weitere hCG-Kontrolle und bestellen ihre Patientinnen direkt ein bis zwei Wochen nach dem positiven Bluttest zu einem Ultraschalltermin ein, bei dem dann nach einer Fruchthöhle in der Gebärmutter gesucht wird. Dieses Vorgehen hat den Vorteil, dass dabei auch gleich eine Eileiterschwangerschaft und eine chemische Schwangerschaft ausgeschlossen werden können. Bei einer chemischen Schwangerschaft ist der Test zwar zunächst positiv, die Frau ist aber tatsächlich nicht schwanger, weil meist ein früher Abort stattgefunden hat.

Das Innerste offenbaren: Ultraschalluntersuchungen

Als ich ein junges Mädchen war, konnte ich mir nicht vorstellen, mich jemals von einem männlichen Arzt untersuchen zu lassen. Und selbst mit Mitte 20 wählte ich noch mit viel Bedacht meine Frauenärzte aus – immer waren sie weiblich. Ich weiß nicht, ob man das schon verklemmt nennen kann, aber mir war einfach immer bewusst, dass mein Arzt mich an meiner intimsten Stelle untersucht. Natürlich sind wir weit von der amerikanischen Prüderie, wie man sie aus Hollywoodfilmen kennt, entfernt. Es gibt keine weiten Kittel, die möglichst alles verhüllen und keine Vorhänge über dem Untersuchungsstuhl. Nichtsdestotrotz ist es eine sehr verletzliche Situation, wie man da so vor seinem Gynäkologen oder seiner Gynäkologin sitzt, die Beine gespreizt, und sein Innerstes offenbart. Heute kann ich über mein verschämtes früheres Ich nur lachen. Ich habe nicht gezählt, von wie vielen Ärzten ich inzwischen wie oft untersucht wurde, aber es waren so viele, dass mir irgendwann auffiel, wie völlig normal es in der Zwischenzeit für mich geworden war, mich vor Fremden auszuziehen und mir von ihnen Ultraschallstäbe, Klemmen oder Katheter einführen zu lassen – egal, ob es männliche oder weibliche Ärzte waren. Denn auch dafür gibt es einen guten Grund, und wie sagt man im Rheinland so schön:»Wat mutt, dat mutt.«

Die vaginalen Ultraschalluntersuchungen dienen zusammen mit den Blutanalysen vor allem dazu, den Stand des Zyklus zu bestimmen, die Beschaffenheit der Eierstöcke und der Gebärmutter zu kontrollieren und die Anzahl der Follikel oder möglicherweise Zysten herauszufinden. Ärzte erkennen auf den grobkörnigen Bildern zudem, wie dick die Gebärmutterschleimhaut ist, ob die Eierstöcke vergrößert, also angeschwollen, sind und wie sie auf eine Hormonstimulation reagieren. Deshalb sind engmaschige Ultraschalluntersuchungen während einer Hormontherapie unerlässlich und beginnen meist wenige Tage nach der ersten Hormonspritze.

In der Regel wachsen Follikel etwa einen Millimeter am Tag. Ab einer bestimmten Größe können sie aber auch Sprünge von bis zu drei Millimetern pro Tag machen. Mithilfe des Ultraschalls kann der Arzt recht genau voraussagen, wann die Follikel»reif« sind und der beste Zeitpunkt für das Auslösen des Eisprungs gekommen ist. Auch eine mögliche oder beginnende Überstimulation können Ärzte im Ultraschall recht frühzeitig erkennen. Dann ist manchmal angeraten, nicht direkt mit dem eingeschlagenen Weg fortzufahren, sondern dem Körper erst einmal Zeit zu geben, sich zu erholen. Unter Umständen muss die Behandlung sogar abgebrochen und für einige Zeit ausgesetzt werden.

Auch Verwachsungen oder Fehlbildungen der Gebärmutter wie ein Uterus septus, eine Art Trennwand in der Gebärmutter, können so möglicherweise entdeckt werden. Das Problem bei solchen Anomalien, die übrigens extrem selten sind, ist, dass sie die Fruchtbarkeit einschränken oder zu Früh- und

Fehlgeburten führen können. Wenn ein Arzt vermutet, dass hier etwas nicht stimmt, wird er in der Regel eine Gebärmutterspiegelung veranlassen, um ganz sicher zu sein.

Aber Vorsicht: Wie viel auf dem Ultraschall zu erkennen ist, liegt zum einen am Gerät, zum anderen an demjenigen, der auf den Monitor schaut und die Diagnose stellt. Ich selbst erkenne quasi nichts außer ein paar Schatten und habe deshalb größten Respekt vor Ärzten, die diese Bilder lesen können. In den letzten Jahren ist technisch zudem viel passiert, einige neue Geräte können sogar 3-D-Bilder erzeugen und so noch mehr sichtbar machen.

Oft genug wird aber auch in Zeiten modernster Technik noch etwas fehlinterpretiert, wie Julia K. leider erfahren musste. Sie wurde aufgrund eines auffälligen Ultraschalls zunächst mit Verdacht auf einen Uterus septus zum MRT (Magnetresonanztomografie) geschickt, in der Hoffnung, mit dem bildgebenden Verfahren einen noch klareren Befund zu bekommen, ohne sie gleich operieren zu müssen. Es kam aber zu einem Missverständnis: Der behandelnde Arzt stellte das Gerät zur Überprüfung eines ganz anderen Verdachts ein und diagnostizierte zunächst einen Gebärmutterhalskrebs. »Das waren die schlimmsten zwei Wochen meines Lebens«, erzählt sie frustriert. »Ich wollte eigentlich nur das Okay für meinen nächsten In-vitro-Versuch bekommen und war plötzlich schwer krank.« Doch das Missverständnis wurde aufgeklärt, die MRT-Untersuchung wiederholt und der Anfangsverdacht, dass in Julia K.s Gebärmutter eine Wand war, die da nicht hingehört, am Ende entkräftet. Sie wurde einige Monate später zwar doch noch aufgeschnitten, allerdings diente das vor allem dazu, einige Polypen in ihrer Gebärmutter zu entfernen, die man im Ultraschall nicht hatte erkennen können und erst im Rahmen einer Gebärmutterspiegelung entdeckt hatte.

In den Körper blicken: Bauch- und Gebärmutterspiegelung

Blut- und Ultraschalluntersuchungen sind in der Regel harmlos und werden im Rahmen einer ganz normalen Behandlung im Kinderwunschzentrum oder beim Arzt durchgeführt. Es gibt aber einige Untersuchungen, die deutlich tiefer in den Körper blicken lassen und unter Vollnarkose durchgeführt werden müssen, weil währenddessen oder im Nachgang starke Schmerzen auftreten können. Ich fasse die folgenden Untersuchungen in einem Kapitel zusammen, da sie in der Praxis oft kombiniert werden.

Der Fachbegriff für Bauchspiegelung ist Laparoskopie, eine Gebärmutterspiegelung wird von Ärzten Hysteroskopie genannt. Beides sind absolute Standardeingriffe und werden jeden Tag Tausende Male durchgeführt. In vielen Kinderwunschkliniken finden sie direkt vor Ort statt; in gynäkologischen Praxen überweist der behandelnde Arzt in ein Krankenhaus. Diese Untersuchungen dienen oft dazu, auch die Eierstöcke und Eileiter auf ihre Durchlässigkeit hin zu überprüfen.

Bis zu dieser Stelle im Untersuchungsmarathon bin ich auch gekommen, und ich saß tatsächlich schon im Aufklärungsgespräch für eine Bauchspiegelung, weil meine Endokrinologin, rein hormonell betrachtet, einfach nicht mehr weiterwusste. Nach etwa einem Jahr Hormontherapie sei es an der Zeit, organische Ursachen für das Ausbleiben einer Schwangerschaft auszuschließen, sagte sie mir und überwies mich zur Bauch- und Gebärmutterspiegelung mit Kontrastmittelgabe an die Kinderwunschpraxis. Dabei sollte festgestellt werden, ob meine Eileiter überhaupt durchlässig sind, meine Eierstöcke und Gebärmutter funktionieren oder ich eventuell sogar Endometrioseherde habe.

Ich sage es gleich vorweg: An dieser Stelle habe ich eine Abkürzung genommen und mich direkt für eine künstliche Befruchtung entschieden. Meine Ärztin selbst hatte mir diesen Vorschlag gemacht, als ich nach Alternativen fragte. Ich kenne aber viele Frauen, die diese Untersuchungen gemacht haben und nicht solche Vorbehalte dagegen hatten wie ich. Ich habe für mich einfach keinen Sinn darin gesehen, wenn es auch anders gehen kann. Das war aber nur möglich, weil ich zu dem Zeitpunkt nach einem Jahr Hormonstimulation und Zykluskontrolle noch nicht schwanger geworden war. Normalerweise wird diese Untersuchung bereits am Anfang einer Kinderwunschbehandlung gemacht und ist zudem zumindest für einige Krankenkassen eine Voraussetzung für die Kostenübernahme. Schließlich ist es wenig sinnvoll, gewisse Maßnahmen einzuleiten, wenn eine Frau auf natürliche Art und Weise gar nicht schwanger werden kann. Es gibt zudem etliche Fälle, bei denen eine Bauch- oder eine Gebärmutterspiegelung unumgänglich sind, wenn zum Beispiel ein begründeter Verdacht auf Endometriose, Polypen oder Myome in oder auf den Organen oder ein Uterus septus besteht oder wenn es zu einer Eileiterschwangerschaft kommt.

Gebärmutterspiegelung

Die Gebärmutterspiegelung ist an sich kein chirurgischer Eingriff, weil während der Untersuchung selbst zunächst nicht geschnitten wird. Sollte der Arzt im Verlauf der Untersuchung allerdings etwas Auffälliges entdecken, hat er die Möglichkeit, dies sofort chirurgisch zu entfernen. Deshalb schätzen Ärzte diese Untersuchung; sie lässt Spielraum für

schnelle Reaktionen. Wie läuft so eine Gebärmutterspiegelung also ab? Der Arzt schiebt ein dünnes Instrument (Hys-
teroskop) vaginal durch den Gebärmutterhals, der vorher etwas geweitet wird, in Richtung Gebärmutter. Oft wird ein Gas
oder eine Flüssigkeit in die Gebärmutter gepumpt, um deren
Inneres besser erreichbar und damit sichtbar zu machen. An
dem Instrument ist vorne ein Licht mit Optik oder eine kleine
Kamera angebracht, mit deren Hilfe der Arzt auf einem Bildschirm sehen kann, wie es in der Gebärmutter aussieht und
ob Auffälligkeiten vorliegen. Zudem kann man durch das Instrument Operationsbesteck hindurchschieben, falls der Mediziner Wucherungen, Polypen oder Ähnliches entfernen oder
Gewebeproben entnehmen will. Auch die bereits erwähnte
Trennwand in der Gebärmutterhöhle (Uterus septus) kann
mit einem Laser im Rahmen der Gebärmutterspiegelung entfernt werden.

Die Hysteroskopie wird normalerweise unter Narkose gemacht, da der Eingriff Schmerzen verursachen kann. Auch
nach der Untersuchung klagen viele Frauen über menstruati-
onsartige Schmerzen, die einige Tage anhalten und mit gängigen Schmerzmitteln gut zu behandeln sind. Alles in allem ist
die Prozedur relativ harmlos, verläuft in der Regel ohne Komplikationen und dauert nur wenige Minuten.

Bauchspiegelung

Etwas anders sieht das bei der Bauchspiegelung aus. Sie zählt
zu den minimalinvasiven Eingriffen, es wird also zunächst
nur ein kleiner Schnitt unterhalb des Bauchnabels gemacht.
Durch diesen wenige Zentimeter langen Schnitt führt der Arzt

eine spezielle Nadel ein, über die ein Gas (Kohlendioxid) in den Bauchraum gefüllt wird. So schafft der Arzt sich mehr Platz und kommt besser an das Organ heran, das er sich näher ansehen will. Die Nadel wird dann durch ein Sichtgerät ersetzt, meist eine Kamera. Bei Bedarf macht der Arzt weitere kleine Schnitte in die Bauchdecke, um zusätzliches Operationsbesteck in den Bauchraum einzuführen.

Das Gas wird nach dem erfolgten Eingriff zwar, so gut es geht, abgelassen, meist bleibt aber ein Rest zurück, der dann in den folgenden Tagen über den Rücken oder die Schultern entweicht, was sehr unangenehm und auch schmerzhaft sein kann. Auch die Schnitte können einige Tage lang wehtun, nachbluten oder sich sogar entzünden. Trotzdem ist die Bauchspiegelung ein vergleichsweise harmloser Eingriff und medizinisch betrachtet sogar eine echte Errungenschaft. Bei vielen Operationen im Bauchraum hat sie den großen Schnitt abgelöst, und sogar Organe wie die Gebärmutter, Eileiter oder der Blinddarm können so entfernt werden. Der Eingriff findet meist ambulant, aber unter Vollnarkose statt.

Tuboskopie

Im Rahmen einer Bauchspiegelung untersuchen Ärzte auch oft, ob die Eileiter (Tuben) verklebt sind. Diese Untersuchung ist vor allem dann angezeigt, wenn das Spermiogramm des Mannes unauffällig ist, es aber trotzdem nach mehreren Versuchen nicht zur Schwangerschaft kommt. Um die Durchlässigkeit der Eileiter zu überprüfen, muss aber nicht zwingend der Bauch aufgeschnitten werden. Es gibt auch die Möglichkeit, zunächst vaginal über einen kleinen Katheter eine Flüssigkeit mit Kontrastmittel in die Gebärmutter zu spritzen. Früher wurde das sogar mit Röntgenkontrastmittel gemacht, heute nutzen die meisten Praxen aber eine Zuckerlösung, die dann auf dem Ultraschall recht gut erkennbar ist. Wenn die Flüssigkeit bis in den freien Bauchraum abfließt, kann man davon ausgehen, dass die Eileiter frei sind und auch Spermien ihren Weg zum Ziel finden sollten. Wenn die Flüssigkeit sich aber in den Eileitern staut, ist auch die Chance auf eine Schwangerschaft gering.

Manchmal reicht dieses Durchspülen schon aus, um leichte Verklebungen zu lösen, die Frau wird im nächsten oder übernächsten Zyklus schwanger. In schweren Fällen ist dann aber doch eine Bauchspiegelung nötig, um Verwachsungen und Endometrioseherde zu entfernen oder die Verklebungen zu lösen. Deshalb wird die Untersuchung oft direkt im Rahmen einer Bauchspiegelung gemacht. Manche Eileiter sind aber bereits so beschädigt, dass die Ärzte direkt empfehlen, eine In-vitro-Fertilisation oder ICSI zu machen. Deshalb sollte man den Eingriff nicht leichtfertig vornehmen lassen, sondern nur, wenn sich tatsächlich eine Konsequenz für die weitere Therapie daraus ergibt.

Die Untersuchung der Eileiter mit Kontrastmittelgabe kann ohne Narkose einfach auf dem Gynäkologenstuhl vorgenommen werden und ist nicht überaus schmerzhaft, sondern wird vor allem als unangenehm beschrieben. Ein guter Zeitpunkt ist einige Tage vor dem Eisprung, etwa zwischen dem achten und zwölften Zyklustag.

Im Zuckerschock: Glukosetoleranztest

Das Unangenehmste, was ich während meines Untersuchungsmarathons machen musste, war der Blutzuckertest. Wie bereits beschrieben gibt es viele mögliche Ursachen für Hormon- und Zyklusstörungen, die zu Schwierigkeiten führen, schwanger zu werden. Eine dieser Möglichkeiten ist die bereits erwähnte Insulinresistenz, die vor allem bei übergewichtigen Frauen und PCOS-Patientinnen auftritt. Um das herauszufinden, kann der Arzt einen sogenannten Zuckertest anordnen. Dieser Test soll zeigen, wie gut der Körper eine größere Menge Zucker verarbeiten kann. Es gibt den Test in zwei verschiedenen Varianten: den großen Glukosetoleranztest und den kleinen Glukose-Challenge-Test – und ich hatte das absolute Pech, den großen Test über mich ergehen lassen zu müssen.

Dazu musste ich nüchtern früh am Morgen in der Praxis erscheinen und immer abwechselnd eine irrsinnig süße, eklige Flüssigkeit trinken und Blut lassen. Ja, ich übertreibe. Es soll auch Frauen (und Männer!) geben, die das Gesöff aus Traubenzucker (Glukose) und Wasser ganz lecker finden. Und es soll sogar eine neue Zusammensetzung geben, die weitaus schmackhafter ist als das Zeug, das ich in mich reinschütten musste. Aber ich mochte Sirup noch nie, schon gar nicht in großen Mengen und vor dem Frühstück.

Zunächst wurde mir also Blut abgenommen, um meinen Nüchternblutzucker zu bestimmen. Dann kam die erste Runde Zuckersaft, von der mir direkt übel wurde. Das Schlimme ist: Man muss das Zeug in weniger als fünf Minuten austrinken, sonst wird der Test unwirksam. Leider durfte ich hinterher weder etwas anderes trinken noch essen oder Kaugummi kauen. Stattdessen musste ich mich ins Wartezimmer setzen und warten. Nach etwa einer Stunde wurde mir wieder Blut abgenommen, und ich musste erneut das Zuckerzeug trinken. Dann wieder Warten, erneuter Aderlass. Eigentlich wird selbst beim großen Zuckerbelastungstest nur ein einziges Mal der Glukosesaft verabreicht, aber hoch dosiert mit etwa 75 Milligramm Traubenzucker pro 250 Milliliter Wasser. In meinem Fall wurde das wohl auf zwei Portionen gestreckt.

Bei einem gesunden Menschen – und bei mir stellte sich zum Glück heraus, dass alles in bester Ordnung ist – steigt der Blutzuckerspiegel nach Einnahme großer Mengen Glukose zunächst stark an. Das wird überprüft, indem der Nüchternblutzucker mit dem Wert nach einer Stunde verglichen wird. Nach einer weiteren Stunde sollte der Blutzuckerspiegel aber wieder etwa aufs Ausgangsniveau gesunken sein. Ist das nicht der Fall, liegt der Verdacht nahe, dass das Hormon Insulin seine Arbeit nicht oder nur unzureichend ausführt und dass die Körperzellen nicht genug Zucker aus dem Blut aufnehmen können. Auch ein zu hoher Ausgangswert spricht für das Vorliegen eines Problems wie Insulinresistenz oder gar Diabetes mellitus.

In der Schwangerschaft wird dieser Test übrigens auch empfohlen und in der Regel zwischen der 24. und 28. Schwangerschaftswoche gemacht. Hier reicht aber der kurze Test als Indikator.

Jetzt muss der Mann ran: Spermiogramm & Co.

Wenn die Unfruchtbarkeit beim Mann liegt, dann hat das, wie bereits beschrieben, in den meisten Fällen mit der Qualität seiner Spermien zu tun. Aber selbst bei Paaren, bei denen von vornherein klar ist, dass die Frau ein Problem hat, muss der

Partner früher oder später die Qualität und Quantität seiner Spermien untersuchen lassen. Denn, um es mit den Worten einer Kinderwunschärztin zu sagen:»Man kann auch Läuse UND Flöhe haben.« Wie oft habe ich in den vergangenen Jahren mitbekommen, dass Paare sich überrascht zeigten, weil entgegen allen Erwartungen auch sein Spermiogramm sehr viel schlechter ausfiel als angenommen. Auch die Krankenkassen und staatlichen Förderhilfen der Bundesländer verlangen, dass der Mann früher oder später durchgecheckt wird – sonst würden sie eventuell völlig umsonst viel Geld in die Behandlung der Frau investieren.

Viele Männer scheuen sich vor einem Besuch beim Urologen – ob ein Verdacht besteht, dass sie steril sein könnten, oder nicht. Doch auch die Spermienqualität kann man im Vorfeld zu Hause testen. Für etwa 20 Euro gibt es entsprechende Tests in der Apotheke oder beim Onlineversandhaus, und auch wenn sie keine detaillierte Auswertung liefern, so kann man damit zumindest eine erste Einschätzung der eigenen Fruchtbarkeit bekommen und mit einer Zuverlässigkeit von etwa 95 Prozent die Spermienanzahl im Ejakulat bestimmen. Spätestens wenn ein Paar in der Kinderwunschpraxis vorspricht, kommt aber kein Mann mehr umhin, eine Samenprobe abzugeben und diese offiziell im Labor auswerten zu lassen. Nur dieser Test kann genaue Auskunft über den Stand der Dinge geben und wird von den Krankenkassen für die Kostenübernahme akzeptiert.

Zur Erinnerung: Bis zu 150 Millionen Spermien befinden sich in einem Milliliter Spermienflüssigkeit, 60 bis 100 Millionen ist ein sehr guter Wert, per Definition der Weltgesundheitsorganisation (WHO) gilt ein Mann erst mit weniger als 15 Millionen Spermien pro Milliliter als unfruchtbar. Die Menge und Qualität des Ejakulats hängt aber auch von der Häufigkeit des Samenergusses ab. Vor einem Spermiogramm werden Männer deshalb normalerweise um eine Karenzzeit von zwei bis drei Tagen gebeten, um sicherzustellen, dass eine qualitativ hochwertige Probe in der ausreichenden Menge abgegeben wird. Das heißt im Klartext: kein Sex und keine Masturbation. Bei der Auswertung einer Spermienprobe beim Urologen oder in der Kinderwunschpraxis betrachten die Ärzte aber nicht nur die Menge, sondern auch die Form und Beweglichkeit der Spermien. Hierbei gelten folgende Referenzwerte:

Referenzwerte für ein Spermiogramm nach WHO	
Ejakulatvolumen	≥ 1,5 ml (1,4–1,7)
pH-Wert	≥ 7,2
Spermienkonzentration	≥ 15 Mio. Spermatozoen pro Milliliter
Spermiengesamtzahl	≥ 39 Mio. Spermatozoen
Beweglichkeit	≥ 32 % progressiv bewegliche Spermien
Morphologie	4 % (3,0–4,0 %)
Anteil lebender Spermien (Eosin-Test)	≥ 50 %
Spermatozoen-Antikörperbestimmung ▨ Mixed antiglobulin reaction (MAR) ▨ Immunobead-Test (IBT)	< 50 % Spermien mit anhaftenden Partikeln < 50 % Spermien mit anhaftenden Partikeln
Leukozyten	< 1 Mio. pro Milliliter

Wenn es um die Qualität der Spermien geht, spielt die Beweglichkeit (Motilität) eine große Rolle. Die WHO unterscheidet dabei drei Kategorien: Progressive Beweglichkeit, also nach vorne schwimmende Spermatozoen, spricht für die höchste Fruchtbarkeit; nicht progressiv bewegliche Spermien sind nur lokal beweglich, sie werden oft als »Kreisschwimmer« bezeichnet. Bei unbeweglichen Spermien ist nicht mit einer Befruchtung zu rechnen. Ein Spermiogramm wird als normal eingestuft, wenn mehr als 32 Prozent der Spermatozoen progressiv beweglich sind und sich mehr als 40 Prozent überhaupt bewegen. Hat ein Mann weniger als 25 Prozent schnell progressive Schwimmer, raten die meisten Kinderwunschpraxen zu einer Intrazytoplasmatischen Spermieninjektions-Therapie (ICSI).

Fassen wir also zusammen: Entspricht das Ejakulat eines Mannes in etwa den Referenzmengen der WHO, spricht man von einem »normalen« Spermiogramm, einer Normozoospermie; bei einer verminderten Konzentration von weniger als 15 Millionen Spermatozoen pro Milliliter von einer Oligozoospermie; bei weniger als 32 Prozent beweglichen Spermien von einer Asthenozoospermie, und wenn zu viele Spermien morphologisch auffällig aussehen, heißt diese Teratozoospermie. Azoospermie ist ein Begriff, der sehr häufig in Kinderwunschforen vorkommt. Er bezeichnet das Fehlen von Spermien im Ejakulat. Einen »trockenen« Samenerguss, wenn also gar kein Ejakulat kommt, nennt man Aspermie. Da hierbei keine Samenzellen ausgestoßen werden, kann dabei auch kein Kind gezeugt werden. Meist handelt es sich dabei um eine Transportaspermie, das heißt, die Samenwege sind blockiert.

Übrigens: Eine Umstellung der Lebensgewohnheiten (Rauchentwöhnung, wenig bis kein Alkohol, Gewichtsreduktion) und eventuell einige Nahrungsergänzungsmittel können die Qualität des Spermiogramms durchaus positiv beeinflussen. Dieses Thema wird in Kapitel 3 noch ausführlich behandelt.

Beim Männerarzt: Andrologische Untersuchung

Ein Spermiogramm beim Urologen oder in der Kinderwunschpraxis reicht bei vielen Männern aus, um einen ersten Eindruck über den Gesundheitszustand zu bekommen. Vor allem wenn der Mann gesund ist und keine hormonellen Beeinträchtigungen zu erwarten sind, können Männer in der Regel auf weitere Untersuchungen verzichten. Allerdings kann es sein, dass auch beim Mann Hormonstörungen vorliegen, die die Fruchtbarkeit beeinträchtigen. In so einem Fall wird er zum Andrologen (Männerheilkundler) geschickt. Keine Panik, Andrologen gibt es zwar nicht so häufig, oft haben sich aber gerade Urologen der Zusatzausbildung zum Andrologen unterzogen.

Für viele Männer ist der Besuch beim Männerarzt mit großen Hemmungen verbunden. Schließlich gibt es kaum etwas Intimeres, als die Geschlechtsorgane untersuchen zu lassen. Im Gegensatz zu Frauen gehören solche Untersuchungen bei Männern bis zu einem gewissen Alter auch nicht zum Standardprogramm.

Angst vor der Untersuchung muss trotzdem kein Mann haben, versichert Frank B. Der 40-jährige Bürokaufmann aus Baden-Württemberg ist nach einem auffälligen Spermiogramm mit sehr wenigen beweglichen Samenzellen zur weiteren Diagnostik in Vorbereitung auf eine ICSI-Behandlung zum Andrologen geschickt worden. »Mein Arzt hat vermutet, dass mein Testosteronwert zu niedrig ist«, sagt Frank. Er war zunächst alles andere als begeistert, schob den Anruf beim Facharzt lange vor sich her, bis er sich dann doch überwinden konnte. Sein Fazit: »Alles halb so schlimm. Am Anfang haben wir viel geredet. Das war manchmal etwas komisch, der Arzt wollte sehr detailliert über mein Sexleben Bescheid wissen: wie oft ich Sex habe, ob ich manchmal Probleme damit habe, eine Erektion zu bekommen, wie sich das alles anfühlt, wie lange ich brauche, um zum Orgasmus zu kommen, und wie lang der anhält, ob ich damit manchmal Schwierigkeiten habe. Ob viel Ejakulat kommt oder eher weniger, ob und wie viel ich masturbiere, ob ich morgens eine Erektion habe und so weiter. Über so etwas rede ich eigentlich nicht, nicht mal mit meinen Kumpels. Dann wollte er noch wissen, welche Kinderkrankheiten ich hatte, ob ich mal Entzündungen im Genitalbereich oder Geschlechtskrankheiten hatte, Verletzungen oder Operationen. Der hat mich einmal komplett durchleuchtet. Dann wurde es aber kurz richtig unangenehm, als er mich untersucht hat. Ich musste meine Hosen runterlassen, und er hat meinen ganzen Genitalbereich abgetastet: Hoden, Penis, sogar meine Brust. Zwischendurch musste ich die Luft anhalten, da ging es, glaube ich, um Krampfadern im Hodensack. Am meisten Panik hatte ich vor der Prostatauntersuchung, die kannte ich vor allem aus Hollywoodkomödien. Aber das war schneller vorbei als gedacht und auch weit weniger schlimm. Ich musste mich hinlegen, der Arzt hat mit einem Handschuh durch den After die Prostata abgetastet. Nach 30 Sekunden war alles vorbei – und eine Ultraschalluntersuchung ist mir zum Glück erspart geblieben. Dann hat der Arzt mir noch Blut abgenommen, um die Hormonwerte zu kontrollieren. Ich hab mich zwar nicht besonders wohl gefühlt, aber insgesamt war das doch gut machbar. Meine Frau muss sich schließlich ständig so intim untersuchen lassen. Da kann ich das Opfer schon mal bringen.«

Ein Besuch beim Andrologen war früher eher die Ausnahme. Seit Juni 2017 verlangen die gesetzlichen Krankenkassen in Deutschland von Paaren, die die Kostenübernahme für eine ICSI beantragen, dass der Mann zumindest einmal andrologisch untersucht werden muss. Das hat der Gemeinsame Bundesausschuss der Ärzte, Psychotherapeuten, Krankenhäuser und Krankenkassen so beschlossen. Bisher hat für eine Kostenübernahme durch die Kassen ausgereicht, wenn bei zwei aufeinanderfolgenden Spermiogrammen im Abstand von zwölf Wochen die WHO-Grenzwerte unterschritten wurden. Nun aber soll eine »starke männliche Fertilitätsstörung« auch durch Blutwerte und weitere Untersuchungen festgestellt werden können.

Tabuthema männliche Unfruchtbarkeit

Für Männer ist das Thema Unfruchtbarkeit oft besonders schwierig. Meistens sind es vor allem die Frauen, die Kinderwunschbehandlungen vorantreiben. Ein Beispiel: Eine der größten und wichtigsten Facebook-Gruppen zum Thema Kinderwunschbehandlung hat etwa 2600 Mitglieder, davon sind über 90 Prozent Frauen. Sie tauschen sich aus, schreiben über ihre Zweifel und Ängste, suchen nach Tipps, Aufmunterung, Mitgefühl – sogar für ihre Partner. Dass sich mal ein Mann zu Wort meldet, passiert so gut wie nie. Das heißt nicht, dass Männer kein Interesse an dem Thema haben: Lange Zeit gingen Forscher davon aus, dass es Männern nicht so viel ausmache, unfruchtbar zu sein, weil ihr Kinderwunsch einfach nicht so stark sei. Das stimmt so aber nicht. Glaubt man den Fachleuten, die Männern das schlechte Ergebnis ihres Spermiogramms mitteilen, dann reagieren diese oft mit Scham, Ohnmacht, Selbstzweifeln und Schuldgefühlen.

Natürlich hängen Potenz und Fruchtbarkeit nicht zusammen, trotzdem ist ein schlechtes Spermiogramm für viele

Männer ein harter Schlag. Hinzu kommt, dass Männer für diese Untersuchung nicht einfach nur passiv daliegen müssen, sondern aktiv etwas zu tun haben. Sie müssen in einer fremden, (hoffentlich) sterilen Umgebung masturbieren und eine Spermaprobe abgeben – das ist sehr viel Druck.

Erst neulich hat sich in dem bereits erwähnten Facebook-Forum eine Debatte über genau dieses Thema entsponnen. Nicole R. schrieb, scheinbar direkt aus der Kinderwunschpraxis: »Hilfe, ich hatte eben Punktion, jetzt muss mein Mann abliefern, und es klappt einfach nicht. Hat jemand Tipps, was er machen kann?« Sofort kamen zahlreiche Tipps, vom Porno auf dem Handy bis zur eigenhändigen Hilfestellung der Frau. Viele Praxen bieten die Möglichkeit an, dass die Partnerin ihren Mann begleitet. Das geht natürlich nicht in jedem Fall, wenn die Frau zum Beispiel parallel bereits auf die Punktion vorbereitet wird. In Ausnahmefällen und bei Wohnortnähe kann man die Probe auch mitbringen – das muss allerdings innerhalb von 30 Minuten passieren und ist in der Realität oft nicht so einfach umzusetzen.

Relativ bezeichnend fand ich, dass auch hier wieder hauptsächlich die Frauen über ein Thema sprachen, das eigentlich ihre Männer angeht. Lediglich eine von 26 Kommentierenden richtete einen Tipp ihres Mannes aus, was bedeutet, dass sie ihm wohl davon erzählt haben muss. Dennoch zeigt das Beispiel, dass auch für Männer dieser Druck, »abliefern zu müssen« und im folgenden Prozess geprüft zu werden, mitunter hemmend ist. Nicht selten wird der Versuch, eine Samenprobe abzugeben, abgebrochen.

Auch Thomas L. aus Bielefeld leidet an einer Fruchtbarkeitsstörung und hat kaum bewegliche Samenzellen. Er hat im Laufe der Kinderwunschbehandlung eine eigene, ganz pragmatische Art entwickelt, an diese Prüfung heranzugehen, und mir einen Eindruck gegeben, wie es sich anfühlt, in die Kabine im Kinderwunschzentrum zu gehen:»Ich habe vor meinem ersten Spermiogramm genauso wie vor jedem weiteren versucht, gar nicht darüber nachzudenken, was das bedeutet, und es einfach auf mich zukommen lassen. Natürlich finde ich es nicht unbedingt romantisch, mich in so einer Umgebung zu befriedigen. Der Raum war klein, mit einem Fenster aus Milchglas, davor ein schlichter Vorgang, das Licht etwas gedimmt. In der einen Ecke stand ein Fernseher mit DVD-Player, es gab einige Filmchen zur Auswahl. In der anderen Ecke war eine Liege aus Lederimitat, ich musste ein bisschen lachen über dieses Klischee – ist halt gut zum Abputzen. Daneben waren ein paar einschlägige Magazine, Feuchttücher, Küchenrolle. Neben der Tür gab es noch ein Waschbecken. Ich habe das alles ehrlich gesagt kaum wahrgenommen und von den Hilfsmitteln nichts genutzt, sondern mein Handy bemüht und mir etwas im Internet angeschaut. Es war schnell vorbei und nichts, was ich wiederholen muss. Aber mal ganz ehrlich: Im Vergleich zu den ganzen Untersuchungen, die meine Frau über sich ergehen lassen muss, ist das doch harmlos. Ich weiß ja, wofür ich es tue.«

Thomas L. hatte keine Scham, mir von diesem Erlebnis zu erzählen, was ich sehr erfrischend fand. Denn ich habe lange gebraucht, einen Mann zu finden, der mir von seinen Erlebnissen und Gefühlen während der Kinderwunschbehandlung berichten wollte.»Es ist eine merkwürdige Stimmung. Schon im Wartezimmer schauen sich die Männer kaum in die Augen, jedes Paar ist eine Einheit und tut so, als wäre niemand anders da«, erinnert er sich.»Dabei sitzen doch alle in einem Boot. Mein bester Kumpel ist Diabetiker, mein Bruder hat Migräneanfälle, und ich halt zu wenige bewegliche Spermien. Das ist nichts, für das ich mich schämen müsste.«

An diesen Punkt zu kommen habe einige Zeit gedauert. Natürlich fühle er sich schlecht, weil er seiner Frau Almut nicht einfach so das schenken könne, was sie sich wünscht. Lange plagten ihn Zweifel, ob sie bei ihm bleiben und das alles mit ihm durchstehen würde – dabei hatte Almut nie etwas in die Richtung geäußert. Irgendwann suchte er sich Hilfe, ging gemeinsam mit seiner Frau zu einer psychologischen Beratungsstelle für Paare mit Kinderwunsch.»Da habe ich gelernt, dass es sehr vielen Männern genauso geht wie mir, und ich habe es akzeptiert.« Er wünscht sich mehr Akzeptanz für männliche Unfruchtbarkeit und rät anderen Betroffenen, sich nicht zu verstecken.»Frauen und Männer sind gleichermaßen betroffen, und es gibt zahlreiche Möglichkeiten, trotzdem ans Ziel zu kommen. Aber die erfährt man nicht, wenn man sich in sein Schneckenhaus zurückzieht.«

Wenn es trotzdem nicht klappt: Weitere Untersuchungen

Die bisher vorgestellten Untersuchungen reichen bei den meisten Paaren aus, um eine Diagnose zu bekommen, auf der Ärzte eine solide Behandlung aufbauen können. In vielen Fällen erfüllt sich der Kinderwunsch dann auch irgendwann ob nun operiert wird, Hormone gespritzt werden oder eine künstliche Befruchtung gemacht wird. Es gibt aber immer wieder Fälle – und diese sind in der Kinderwunschszene recht präsent –, bei denen trotz aller gängigen Maßnahmen nichts passiert: Nach zahlreichen Inseminationen, IVFs und ICSIs bleibt der Kinderwunsch unerfüllt. Dann kann es sinnvoll sein, weitere Untersuchungen anzugehen.

Humangenetische Untersuchung

Eine Möglichkeit ist zum Beispiel, die Gene der Partner auf Veränderung der Chromosomen zu untersuchen. Bei etwa drei bis fünf Prozent der betroffenen Paare wird beim Mann oder der Frau eine Abweichung bestimmter Erbanlagen festgestellt. Dabei handelt es sich oft um eine Veränderung der Geschlechtschromosomen, also beispielsweise eine Verkürzung am Y-Chromosom des Mannes oder ein zusätzliches X-Chromosom. Das hat zur Folge, dass der Mann wenige bis keine Spermien produzieren kann. Deshalb raten Ärzte zu einer solchen Untersuchung oft dann, wenn sie weniger als fünf Millionen Spermatozoen in einem Milliliter Ejakulat finden.

Eine Chromosomenstörung der Eltern ist deshalb besonders schwer zu erkennen, weil der betroffene Partner keinerlei geistige oder körperliche Beeinträchtigungen hat und erst bei der Befruchtung der Eizelle Unregelmäßigkeiten auftauchen, sodass entweder gar keine Befruchtung stattfindet oder der Embryo sich fehlentwickelt und deshalb nicht einnistet. Dann bleiben alle Versuche zwecklos.

Die humangenetische Untersuchung erfolgt über eine einfache Blutprobe und wird oft sogar von den Krankenkassen bezahlt.

Immunologische Untersuchung

Diese Untersuchung kann dann sinnvoll sein, wenn eine Frau bereits mehrere Fehlgeburten (habituelle Aborte) hatte oder mit einer Einnistungsstörung zu kämpfen hat. Die Reproduktionsmedizinerin Dr. Annette Nickel von der Praxis für Fertilität in Berlin hat es so formuliert:»Wir raten nicht pauschal dazu, zum Immunologen zu gehen. Aber nach mindestens zwei erfolglosen Versuchen schicken wir die Frauen gerne hin.« So denken nicht alle Ärzte, da bisher noch unklar ist, welchen Einfluss immunologische Faktoren auf Fruchtbarkeit und Einnistung des Embryos überhaupt haben. Vieles ist nach wie vor Spekulation, die wenigen Studien zum Thema laufen entweder noch oder konnten bisher keine eindeutigen Ergebnisse hervorbringen.

Dabei ist die Idee nicht neu: Schon 1953 beschäftigte sich der Immunologe Sir Peter Medawar mit dem»immunologischen Paradaxon«, also der Tatsache, dass der Embryo mütterliche und väterliche Antigene hat und trotzdem über die ganze Schwangerschaft hinweg vom Immunsystem der Mutter toleriert und nicht abgestoßen wird. Wenn ein Embryo sich also nicht richtig einnistet oder frühzeitig wieder abgeht, könnte das an einer Reaktion des mütterlichen Immunsystems auf den»Fremdkörper« liegen. Die Ärzte können deshalb mittels einer Blutuntersuchung oder noch besser einer Gewebeprobe der Gebärmutter herausfinden, ob die Frau einen erhöhten Anteil natürlicher Killerzellen (NK) aufweist. Diese Zellen sind in der Lage, abnormale Zellen wie Tumorzellen oder virusinfizierte Zellen zu erkennen und abzutöten, und haben beim gesunden Menschen einen Anteil von etwa fünf bis 15 Prozent der Blutzellen. Allerdings ist nach wie vor unklar, welche Rolle Killerzellen bei der Fruchtbarkeit tatsächlich spielen und ob sie beispielsweise die Einnistung eines Embryos verhindern oder erschweren. Hinweise darauf gibt es seit Jahren, und eine immunologische Untersuchung oder Behandlung ist keine Seltenheit in Kinderwunschzentren. Eine Metaanalyse von 2011, die zahlreiche Studien von 1950 bis 2010 verglichen hat, kam zu keinem einheitlichen Ergebnis, auch wenn immer mal wieder Studien auftauchen, die große Hoffnungen in einer immunologischen Therapie sehen. Aufgrund dieser Annahmen wurde eine ganze Reihe Therapieansätze entwickelt: Die natürlichen Killerzellen sollen mit Infusionen in Schach gehalten und in ihrer Aktivität gehemmt werden. Recht vielversprechend scheint die Gabe von Intravenösen Immunglobulinen (IVIg) zu sein. Die Immunglobuline wirken wie natürliche Antikörper, die ein gesunder Körper ohnehin produziert. Sie sollen das Immunsystem unterstützen. Zahlreiche Kinderwunschpraxen berichten von guten Ergebnissen, wenn sie Frauen nach habituellen Aborten mit den Immunglobulinen behandelt haben. Das Kinderwunschzentrum Wiesbaden zum Beispiel hat die Behandlungen von 354 Patientinnen ausgewertet, inklusive einer Kontrollgruppe von 101 Patientinnen. Das Ergebnis: Frauen, die IVIg-Infusionen bekommen haben, hatten signifikant höhere Chancen, schwanger zu werden und das Kind auch auszutragen. Allerdings hat die Behandlung recht starke Nebenwirkungen und macht anfällig für Infektionskrankheiten, warnt Dr. Nickel. Zudem ist sie sehr teuer und muss meist selbst bezahlt werden.

Eine gängige, pflanzliche Alternative dazu sind Intralipid-Infusionen, eine auf Sojabohnenöl basierte Emulsion, die eigentlich bei einem Mangel an essenziellen Fettsäuren intravenös verabreicht wird und die auch die Zelltoxidität beeinflussen und so die Aktivität der Killerzellen senken soll. Die Wirksamkeit konnte aber noch nicht in wissenschaftlichen Studien bestätigt werden, obwohl auch hier einige Kinderwunschzentren berichten, dass die Infusionen die Aktivität der Killerzellen reduzieren konnten. Dr. Nickel rät, abzuwarten, bis die Datenlage klar ist. Andere Praxen bieten ihren Patienten das Verfahren an. Eine Infusion dauert etwa zwei Stunden, die Kosten müssen selbst übernommen werden.

Häufig werden Frauen, bei denen ein immunologisches Problem diagnostiziert oder vermutet wird, auch mit Cortison behandelt, was ebenfalls die natürliche Immunabwehr schwächen und so die Einnistung unterstützen soll. Cortison soll ebenfalls die Aktivität der Killerzellen reduzieren. Wie viel von dem Entzündungshemmer wie oft verabreicht wird, scheint aber von Praxis zu Praxis zu variieren. Einige Frauen mit Verdacht auf Immunschwäche berichten davon, dass sie nur zum Embryotransfer ein Präparat bekommen. Andere nehmen es dagegen während der ersten zwölf Schwangerschaftswochen. Studien konnten zumindest bei einer kurzzeitigen Einnahme keine Nebenwirkungen feststellen. Frauen mit einer Gerinnungsstörung werden gegebenenfalls mit Heparin behandelt.

Bei all diesen zusätzlichen Diagnostiken und daraus resultierenden Behandlungen gilt: Sprechen Sie mit Ihrem Arzt, wenn Sie denken, dass eine solche Untersuchung für Sie infrage kommt. Viele Kinderwunschzentren bieten zum Beispiel eine immunologische Sprechstunde an oder arbeiten mit Immunologen zusammen. Es gibt zahlreiche Möglichkeiten, warum es trotz scheinbar perfekter Rahmenbedingungen einfach nicht klappen will. Wenn Sie davon betroffen sind, ist Ihr Arzt der beste Ansprechpartner.

Ursachenforschung: Wie wichtig ist sie?

Ich weiß bis heute nicht, warum ich von Natur aus quasi keinen Zyklus habe. Nach der Geburt meiner Tochter ging das gerade so weiter wie vorher, meine Gynäkologin bescheinigte mir bei meinen jährlichen Untersuchungen weiterhin Eierstöcke im Winterschlaf. Das war mir zu dem Zeitpunkt nicht unrecht, ich hatte als frischgebackene Mutter genug zu tun und war froh, mich nicht auch mit meiner Periode – oder Verhütung – herumschlagen zu müssen. Etwa drei Monate nach dem Abstillen wurde ich dann eines Morgens von einer Blutung überrascht, und ich freute mich zunächst darüber, dass die Schwangerschaft mich vielleicht geheilt haben könnte. Ich lud mir eine Zyklus-App herunter und beobachtete fortan meinen Körper. Die gute Nachricht war: Es passierte etwas. Von ganz alleine. Die schlechte Nachricht: Von einem normalen Zyklus konnte man nicht sprechen. Zwischen 38 und 85 Tage vergingen zwischen zwei »Monats«-Blutungen. Mein Befund hatte sich also von einer Amenorrhoe (Ausbleiben der Monatsblutung) zu einer Oligomenorrhoe (überdurchschnittlich lange Zyklen) gewandelt.

Doch die Ursache dafür bleibt im Verborgenen. Ich habe mich so eingehend mit dem weiblichen Zyklus beschäftigt wie niemand sonst, den ich kenne. Ich habe durch die Kinderwunschbehandlung zahlreiche Untersuchungen über mich ergehen lassen. Ich habe abgenommen. Ich nehme Schilddrüsenhormone. Ich habe immer wieder Theorien angebracht, direkt und indirekt gefragt – doch die einzige Antwort, die eine Ärztin mir einmal gegeben hat, war: »Sie haben möglicherweise einfach eine Veranlagung dafür, dass ihr Gehirn nicht die richtigen Signale aussendet. So wie manche Menschen eben zu Bluthochdruck neigen.«

Ich habe mich lange darüber geärgert, dass dem nie jemand richtig auf den Grund gegangen ist. Und auch damit bin ich nicht alleine. Jenny K. aus dem Ruhrgebiet beschreibt es so: »Ich habe nach vier erfolglosen Versuchen die Klinik gewechselt. In der neuen Praxis wurde ich dann zum ersten Mal richtig untersucht, musste eine Bauchspiegelung machen, um einige Befunde auszuschließen, und erst dann haben sie angefangen, mich zu behandeln. In der alten Klinik hatte ich das Gefühl, nur eine Nummer zu sein. Jetzt hingegen denke ich, dass die wirklich das Ziel haben, dass ich schwanger werde.«

Dass den Ursachen oft zu wenig Aufmerksamkeit geschenkt wird, stößt auch der Reproduktionsmedizinerin und Professorin Katrin van der Ven auf. Sie war jahrelang an der Uniklinik in Bonn tätig, hat viel geforscht und Paaren mit Kinderwunsch geholfen. Im Frühjahr 2018 hat sie eine eigene Kinderwunschpraxis in Bonn eröffnet.

Frau Prof. Dr. van der Ven, wie wichtig ist Ursachenforschung bei unerfülltem Kinderwunsch Ihrer Meinung nach?

Ich finde es extrem wichtig, dass man der Ursache mit einer entsprechenden Diagnostik auf den Grund geht, da man nur dann eine vernünftige Therapie planen kann. Es gibt ja inzwischen Diagnostikstandards von den maßgebenden Fachgesellschaften, aber die decken häufig nur das Minimum ab.

Was wäre stattdessen angebracht?

Man muss das immer individuell vom Patienten abhängig machen und nach einer gründlichen Anamnese die Diagnostik aufbauen. Ich habe den Eindruck gewonnen, dass man dann mit einer passgenauen, individuellen Therapie auch erfolgreicher in der Kinderwunschbehandlung ist. Zudem ist es auch für die Patienten befriedigender, als wenn man ein bestimmtes Schema F auf alle anwendet und der Patient nicht bei seinen Wünschen abgeholt wird.

Besteht dabei nicht die Gefahr, dass auch weniger sinnvolle Maßnahmen durchgeführt werden? Das muss schließlich auch irgendwer bezahlen.

Natürlich muss man die Patienten auch vor Überdiagnostik schützen. Es gibt Paare, die fragen wirklich alles nach. Da muss man als Arzt begründen, warum man die eine Untersuchung für sinnvoll hält, die andere aber nicht. Wir leben in einer Zeit, in der alle denken: Wenn ich mich nur genug bemühe und alles versuche, dann bekomme ich auch mein Kind. Da kommt man als Arzt schnell in die Defensive, weil man Patienten eine Diagnostik verwehren könnte. Manche Untersuchungen oder Methoden sind aber im vorliegenden Fall einfach nicht angezeigt oder ökonomisch nicht sinnvoll. Es ist ein Balanceakt, für beide Seiten.

Welche Untersuchungen sind denn Ihrer Meinung nach elementar?

▦ Bei einem durchschnittlichen Paar ist die Basisdiagnostik tatsächlich oft hinreichend – und damit würde ich auch immer anfangen: Gibt es hormonelle Störungen beim Mann, liegen Infektionen vor, wie sieht das Spermiogramm aus? Bei der Frau stellt sich zunächst die Frage, ob es ein Eizellreifungsproblem beziehungsweise eine zugrunde liegende Hormonstörung gibt, ob die Eileiter, die Eierstöcke und die Gebärmutter funktionieren. Die Diagnostik ist wie ein Baum aufgebaut, man kann an jeder Stelle, wo es Auffälligkeiten gibt, weiter nachforschen und vertiefen. Schließlich blicken wir jetzt auf 40 Jahre Erfahrung zurück, es ist vieles möglich.

Was wären denn weitergehende Untersuchungen, die im Standardprogramm nicht gemacht werden?

▦ Beim Spermiogramm zum Beispiel schaut man normalerweise einfach nur nach der Anzahl der Samenzellen, der Morphologie (also dem Aussehen) und nach der Beweglichkeit. Das auszuwerten ist sehr subjektiv. Es gibt aber viele zusätzliche Parameter, die noch mehr über die Funktionalität aussagen. Da kann man sich zum Beispiel die DNA-Integrität der Chromosomen im Kopf der Samenzellen anschauen oder das Reaktionsvermögen der Spermien mit Hyaluronsäure beziehungsweise weitere Funktionstests durchführen.

Bei der Frau ist eine Endometriumsdiagnostik oft sinnvoll, bei der man sich die Funktionalität anschaut, ob die Gebärmutterschleimhaut auch wirklich am erwarteten Tag empfänglich ist, wie die Gelbkörperbeschaffenheit aussieht und so weiter.

Und was ist Ihrer Meinung nach überflüssig?

▨ Das kommt natürlich auch wieder auf die Anamnese an, aber es gibt schon einige Untersuchungen, die wir früher gemacht haben und heute eher nicht mehr durchführen, weil sie sich als wenig zielführend erwiesen haben. Eine Zeit lang haben wir zum Beispiel im Rahmen einer Tuboskopie in die Eileiter hineingeschaut und überprüft, ob die Schleimhaut der Eileiter intakt ist. Das ist sehr aufwendig, aber wenn wir etwas finden, ist das nicht wirklich therapierbar und hat deshalb eigentlich keine Konsequenz. Auch der sogenannte Sims-Huhner-Test, mit dem man die Schleimhaut am Gebärmutterhals untersucht, hat sich als fragwürdig erwiesen, weil die Aussagekraft sehr wackelig ist. Man sollte sich aber hüten, Patienten mit solchen vagen Aussagen zu belasten oder verunsichern, finde ich.

Und dann sind manche Untersuchungen eben für einzelne Personen sinnvoll, für andere weniger. Es ist zum Beispiel immer angeraten, dass die Schilddrüse angeschaut wird, aber eine Zeit lang wurde das extensiv gemacht. Bei einer übergewichtigen Frau ist es ratsam, die Insulinresistenz zu überprüfen, gerade da es immer mehr Übergewichtige gibt. Das wäre bei einer schlanken Frau aber vermutlich überflüssig. Es gibt immer wieder solche Trends, was alles gemacht wird und untersucht werden kann, aber im Zweifel kostet das alles Geld und ist wenig weiterführend.

Haben Sie den Eindruck, dass die Patienten in der Regel gut informiert sind?

▨ Das kommt tatsächlich darauf an, was für Typen die Patienten sind. Es gibt extrem gut informierte Patienten, die kommen mit einem ganzen Stapel an Information aus dem Internet zu uns. Und dann gibt es solche, die blenden das alles aus. Irgendwo dazwischen bewegen sich die meisten. Ich finde wichtig, dass jeder Patient gut beraten wird. Nur dann kann er selbst eine Entscheidung treffen und fühlt sich nicht überrollt. Deshalb ist es so wichtig, eine individuelle, differenzierte Diagnostik zu machen.

Welche Entwicklung wünschen Sie sich für die deutsche Kinderwunschbranche in den nächsten Jahren?

▨ Natürlich wünsche ich mir zuallererst, dass das Embryonenschutzgesetz liberalisiert wird, damit wir die therapeutischen und diagnostischen Möglichkeiten, die wir haben, auch einsetzen können. Es muss nicht alles erlaubt werden, aber ich finde es schade, dass wir Patienten zum Beispiel zur Eizellspende ins Ausland schicken müssen und sie durch das Verhalten dann kriminalisiert werden. Das ist ganz schlimm.

Auch bei der Kostenübernahme könnte man einiges verbessern. Kinderwunschbehandlungen sind die einzigen medizinischen Maßnahmen, bei denen man die Kostenübernahme beantragen muss. Das ist doch diskriminierend. Ohnehin führt die Kostenübernahmesituation zu einer Sozialselektion. Nur 20 Prozent der betroffenen Paare nehmen die Möglichkeiten der Reproduktionsmedizin in Anspruch. Das liegt oft daran, dass sie es sich schlicht nicht leisten können. Bei Privatpatienten kommt dann noch diese Schuldfrage hinzu, wer der »Verursacher« des Problems ist – für Ehepaare ist das wirklich unhaltbar, vor allem in so einer Situation.

Und zum Schluss wünsche ich mir vor allem, dass das Bewusstsein in der Gesellschaft sich ändert. Es ist noch immer eine gewisse Scham da, ein Tabu. Viele Paare trauen sich nicht, Hilfe in Anspruch zu nehmen. Diese Schwellen müssen wir abbauen und die Paare früher abholen.

Diesen letzten Sätzen kann ich mich nur anschließen und hoffe, dass mein Buch dazu beiträgt, das Tabu weiter zu durchbrechen.

KAPITEL 3

Alternativmedizin: Wenn es erst mal sanfter zugehen soll

Katrin L. war vor allem enttäuscht nach ihrem ersten Besuch in der Kinderwunschpraxis. Aber nicht, weil sie ein niederschmetterndes Ergebnis bekommen hatte, sondern, weil sie sich nur sehr einseitig beraten fühlte. »Ich dachte, die klopfen mich jetzt richtig ab, reden mit mir, machen wir Angebote und bieten verschiedene Lösungen an. Stattdessen ging es nur um Zahlen und darum, möglichst schnell mit invasiven Eingriffen die Behandlung zu starten. Ich fühle mich echt überrumpelt«, fasst sie ihre ersten Eindrücke zusammen. Die 29-jährige Büroangestellte aus Bayern weiß schon lange, dass es für sie als Patientin mit Polyzystischem Ovarsyndrom (PCOS), also zahlreichen Zysten auf den Eierstöcken und erhöhten männlichen Hormonwerten, schwierig sein würde, auf natürliche Art ein Kind zu bekommen. Aber gleich zur IVF-Behandlung mit Hormonen gedrängt werden, das wollte sie nicht. »Es muss doch anders gehen!«, sagt sie. Kaum zu Hause angekommen, setzte sie sich an ihren Computer und fing an zu suchen. Schnell stieß sie auf eine Heilpraktikerin in ihrer Nähe, die Beratung rund um den Kinderwunsch und sogar spezielle Massagen zur Steigerung der Fruchtbarkeit anbot. »Die Ansprache auf der Webseite war so viel netter und wärmer als im Kinderwunschzentrum. Ich wollte erst einmal das ausprobieren.«

So wie Katrin geht es vielen Betroffenen, die mit Unfruchtbarkeit zu kämpfen haben. Die nüchterne Routine in den Arztpraxen schreckt sie ab. Sie wollen dieses emotionale Thema nicht nur medizinisch angehen, sondern in ihrer individuellen Not gesehen und gehört werden. Andere schrecken wie Katrin davor zurück, gleich Hormonpräparate zu nehmen. Nicht immer muss man gleich die Holzhammermethode anwenden, um zum Ziel zu kommen. Natürlich gibt es medizinische Indikationen, die eine natürliche Empfängnis von vornherein ausschließen. Aber es passiert immer mal wieder, dass der Hormonhaushalt aufgrund äußerer Einflüsse durcheinandergerät: nach Krankheit und Medikamenteneinnahmen, Reisen, Stress, Gewichtsveränderung, Schwangerschaft oder – wie in meinem Fall – jahrelanger Pilleneinnahme. Dann ist die komplizierte Funkverbindung zwischen Hirnanhangdrüse, Hypothalamus und Eierstöcken irgendwie gestört, die Menstruation kommt zu schnell, zu langsam oder eben gar nicht. Bevor künstlich befruchtet wird, raten die meisten Ärzte – und übrigens auch viele Krankenkassen – zu einer sanfteren, weitaus weniger invasiven Therapie. Manche Betroffene schreckt auch der Gang ins Kinderwunschzentrum ab, und sie wollen zunächst lieber etwas anderes probieren, das nicht so stark in ihren natürlichen Hormonhaushalt eingreift. Wieder andere sind nach etlichen Versuchen beim Arzt frustriert und suchen deshalb in der Alternativmedizin Zuflucht. Es gibt eine ganze Bandbreite an alternativen Heilmethoden, die oft sogar wissenschaftlich erforscht sind und von Reproduktionsmedizinern empfohlen werden – wenn auch nur, weil diese den entspannenden, therapeutischen Effekt anerkennen. Andere Methoden gehen tief ins Esoterische und grenzen für Kritiker sogar an Scharlatanerie. Die meisten sind mit hohen Kosten verbunden, die nur in Ausnahmefällen von den Krankenkassen übernommen werden. Hier muss jeder für sich entscheiden, ob eine Behandlungsform für ihn infrage kommt. Ich habe mir einige der beliebtesten Therapien näher angeschaut und immer auch nach den Grenzen des jeweiligen Angebots gefragt. Meine persönliche Einschätzung ist, dass einige der Methoden bestimmt unterstützend wirken können. An Wunderheilung glaube ich allerdings nicht. Im Zweifel kann ich Sie wieder nur bitten, sich vertrauensvoll an Ihren Arzt zu wenden oder sich bei einem der entsprechenden Patienten- oder Berufsverbände zu erkundigen.

Den eigenen Körper erkunden: Naturheilverfahren

Hannah Pehlgrimm ist Heilpraktikerin in Berlin und hat sich auf Frauenheilkunde und Kinderwunsch spezialisiert. Nach ihrer Ausbildung zur Heilpraktikerin hat sie dafür bei einer Frauenärztin hospitiert und fortlaufende Weiterbildungen bei verschiedenen Frauenheilkundlern absolviert. Außerdem hat sie sich in Kräuterheilkunde fortbilden lassen. Sie hat selbst mit dreizehn Jahren die Pille verschrieben bekommen und diese jahrelang eingenommen, ohne sich groß darüber Gedanken zu machen. Heute findet sie es skandalös, dass Hormone noch immer das erste Mittel der Wahl vieler Frauenärzte sind – egal, ob ein Mädchen unter Akne oder Periodenschmerzen leidet, ob eine Frau Endometriose oder das PCO-Syndrom hat. Sie kritisiert, dass es keine Langzeitstudien über die Spätfolgen der Pilleneinnahme gibt, und korrigiert sich dann: *Wir seien die Langzeitstudie, ein großes Experiment, das ganze Generationen von Frauen betrifft*. Ich habe mit ihr über die Möglichkeiten und die Grenzen der Naturheilkunde bei unerfülltem Kinderwunsch gesprochen.

Frau Pehlgrimm, was für Frauen kommen in Ihre Praxis und welche Anliegen haben sie?

▪ Zu mir kommen Frauen mit ganz unterschiedlichen Anliegen. Die einen haben schon jahrelang versucht, schwanger zu werden, und wissen einfach nicht, warum es nicht klappt. Sie wollen es deshalb nun mit Tees oder Tinkturen versuchen, die ihre Fruchtbarkeit unterstützen. Viele haben aber auch schon eine Diagnose in der Hand und wollen von mir wissen, was sie jenseits der Schulmedizin machen können. Dabei kommen zwei Diagnosen besonders häufig vor, ich schätze mal zu etwa 90 Prozent: Endometriose und das PCO-Syndrom. Einige Betroffene haben teilweise bereits Hormonbehandlungen hinter sich und wollen etwas anderes ausprobieren, andere planen eine Hormonbehandlung.

Fangen wir mit den schlechten Nachrichten an: Wo sind die Grenzen der Naturheilkunde?

▪ Generell gilt: Wenn keine organischen Veränderungen vorliegen, wie zum Beispiel verklebte oder zystische Eileiter, dann können wir mit der Naturheilkunde viel erreichen. Wenn die Organe aber schon Schäden davongetragen haben, lässt sich das nicht rückgängig machen. Da bin ich realistisch und kommuniziere das auch ehrlich. Ich kann aber auch diesen Frauen helfen, psychisch besser durch die schwierige Zeit zu kommen, weil in der Naturheilkunde das Gespräch einen sehr viel höheren Stellenwert einnimmt als in der Schulmedizin.

Akzeptieren es die Frauen einfach so, wenn Sie Ihnen die Grenzen der Heilpraktiken vor Augen führen?

▪ Viele wünschen sich, dass ich ihr Leiden zum Verschwinden bringen kann. Es gibt einige, die glauben, dass sich alles lösen kann, vor allem, wenn man von Einzelschicksalen gehört hat, bei denen das anscheinend geklappt hat. Aber das ist nicht die Regel.

Welche Diagnosen haben denn gute Aussichten auf Erfolg?

▪ Zu mir kommen viele Frauen mit PCO-Syndrom, das aber gar kein »echtes« PCOS ist, sondern eher ein »Post-Pill-Syndrom«. Vor allem bei jüngeren Frauen, die lange die Pille genommen haben und dann nach dem Absetzen unregelmäßige oder gar keine Zyklen haben, werden schnell mit PCO-Syndrom diagnostiziert, obwohl sie das gar nicht haben. Dieses Post-Pill-Syndrom lässt sich naturheilkundlich aber sehr gut beeinflussen. Ich habe schon oft erlebt, dass nach der Behandlung die Regel wiederkommt und eine Schwangerschaft eintritt. Bei Frauen, die viele Zysten gebildet haben und schon lange darunter leiden, kann es aber auch mal etwas länger dauern.

Was machen Sie anders als Schulmediziner?

▪ Was Naturheilkunde von klassischer Medizin unterscheidet, ist ja vor allem der ganzheitliche Ansatz. Ich sehe mir nicht nur die Diagnosen an, sondern auch die Lebenssituation. Wie viel Stress hat die Person? Wie ist die Ernährung? Wie gestaltet sich die Partnerschaft? Welche Hormonkarriere hat die Frau hinter sich – hat sie lange die Pille genommen oder ein anderes hormonelles Verhütungsmittel? Auf Grundlage all dieser Faktoren entscheide ich dann, was zu tun ist. Und meistens lässt sich da eine Menge beeinflussen. Die Ärzte in den Kinderwunschpraxen können das schon aus zeitlichen Gründen gar nicht leisten.

**Sie erwähnten vorhin, dass die häufigsten Ursachen für die Frucht-
barkeitsprobleme Ihrer Patientinnen das PCO- und das Post-Pill-
Syndrom sind. Wie behandeln Sie diese Frauen?**

▓ Das ist natürlich schwer zu verallgemeinern. Aber grundsätzlich behandle
ich persönlich PCO-Syndrom und Post-Pill-Syndrom gerne mit Pflanzenheilkunde auf Körperebene: Ich gebe Tees oder Tinkturen aus Heilkräutern, die die
Hormondrüsen anregen, aber auch die Leber, denn die spielt bei der Hormon-
synthese eine wichtige Rolle. Auf seelischer Ebene behandle ich zudem gerne
homöopathisch. Dabei geht es nicht darum, ein bestimmtes Organ zu beeinflussen, sondern eher darum, auf einer tieferen Ebene einen Impuls zu geben.
Jedes Symptom trägt etwas für den Menschen und hat eine Botschaft. Ich glaube daran, dass Heilung auf einer seelisch-emotionalen Ebene beginnt und eine
reine Körperbehandlung nicht ausreichend ist.

Häufig arbeite ich begleitend mit Zyklusbeobachtung, nicht nur, um den
Eisprung zu bestimmen, sondern auch, um der Frau einen Zugang zu ihren Be-
dürfnissen und Kraftquellen zu eröffnen. Dafür ist der eigene Zyklus bestens
geeignet. Wenn ich ihn lesen kann, bin ich automatisch mit meinem Körper in
Kontakt. Zyklusbeobachtung schließt übrigens auch die Tage mit ein, wenn ich
keine Regel habe. Keine Frau fühlt sich jeden Tag gleich, und oft lassen sich so
zyklische Phasen herausfinden.

Warum ist diese psychische Komponente so wichtig?

▓ Selbst wenn die Frauen mit einer körperlichen Ursache zu mir kommen,
stellt sich meistens heraus, dass sie auch seelisch etwas beschäftigt. Oft sind
das ganz allgemeine Themen: Sie stehen beispielsweise beruflich oder privat
unter enormem Druck, oder sie stellen hohe Ansprüche an sich selbst beim
Thema Kinderwunsch. Das spielt alles mit rein, und das stellt sich im Gespräch
dann heraus. Ich begleite sie dabei, die hinter diesen Themen stehenden Gefühle anzuschauen, und zeige ihnen Ansätze, wie sie selbst an ihren Gefühlen
arbeiten können und sich ihnen nicht so hilflos ausgeliefert fühlen müssen.
Denn wenn man das Gefühl hat, selbst etwas beitragen zu können, ist es nur
noch halb so schlimm. Ich würde sagen, dass etwa die Hälfte meiner Arbeit aus

dieser sozial-psychologischen Komponente besteht. In den Kliniken wird oft zu wenig darauf eingegangen.

Zeit ist ja auch beim Thema Kinderwunsch ein wichtiger Faktor. Viele Frauen sind ungeduldig und wollen schnelle Erfolge sehen. Anderen rennt die Zeit buchstäblich davon, weil sie ein kritisches Alter für die Fruchtbarkeit erreicht haben. Wie viel Zeit brauchen Sie denn?

▨ Zeit ist tatsächlich oft ein Thema. Zu mir kommen viele Frauen, die auf die 40 zugehen und bei denen die Frage in dieser Zeit aufkommt. Meine Faustregel ist, dass eine Behandlung mindestens drei Monate dauern sollte, besser sechs Monate. So viel Zeit sollten wir dem Körper lassen. Ich biete aber gerade den ungeduldigen Frauen oft an, dass wir uns ein bestimmtes Zeitfenster von mindestens drei Monaten nehmen und danach gemeinsam beschließen, wie es weitergeht. Dann können die Frauen immer noch mit einer Hormonbehandlung weitermachen.

Gleichzeitig geht das nicht?

▨ Da habe ich leider eher schlechte Erfahrungen gemacht. Synthetische Hormone, die man im Rahmen einer Kinderwunschbehandlung zu sich nimmt, sind ein großer Fremdeinfluss auf den Körper, er läuft dann nicht mehr im eigenen Takt, sondern wird fremdbestimmt. Naturheilkunde hat aber den Ansatz, den eigenen Körper zu stärken – und das kann sich dann mit Hormonen beißen. Wenn ich beispielsweise die Leber anrege zu entgiften und diese daraufhin die zugeführten Hormone schneller abbaut, dann ist das für die Kinderwunschbehandlung kontraproduktiv.

Ist es also ein Entweder-oder?

▨ Nein, das muss es nicht sein. Ich mache zwar keine Behandlungen mehr während einer Hormontherapie, aber zur Vorbereitung kann ich es sehr empfehlen. Wenn eine Frau vor einer hormonellen Behandlung noch drei Monate Zeit hat, dann kann die Naturheilkunde ihren Körper gut auf die Hormone vorbereiten. Ich habe da schon tolle Sachen erlebt. Selbst bei älteren Frauen hat eine IVF oder ICSI nach vier Monaten intensiver Vorbehandlung mit Tees und Massagen direkt beim ersten Versuch geklappt – was wirklich außergewöhnlich ist. Da war ich selbst überrascht, wie gut die heilpraktische Behandlung das unterstützen kann.

Gibt es Frauen, für die Sie keine Hoffnung haben? Und wenn ja, wie gehen Sie damit um?

▪ Ich weiß natürlich bei niemandem mit Sicherheit, wie es im Körper aussieht. Aber manchmal ist die Vermutung schon sehr groß, dass es nicht mehr klappen wird. Da muss ich sehr vorsichtig sein und das entsprechend formulieren. Ich rate dann beispielsweise dazu, sich einen Plan B zu überlegen und darüber nachzudenken, was wäre, wenn ... Auch wenn eine Frau mit 42 und sogar noch einem Vorbefund zu mir kommt und ihr erstes Kind haben will, muss ich ihr sagen, dass die Chancen sehr gering sind und ihre Zeit knapp wird. Ich versuche dann, mit den Frauen Ansätze herauszuarbeiten, wie sie ihren Kinderwunsch alternativ ausleben können, wofür er steht und welche Träume sie noch haben. Das ist natürlich kein Ersatz für ein Baby, aber es sind Ideen, wie man mit einer möglichen Kinderlosigkeit umgehen kann.

Warum sollten Frauen zu Ihnen kommen?

▪ Die Naturheilkunde ist kein Allheilmittel, und sie hat ihre Grenzen. Aber sie bietet eine Menge Möglichkeiten, auf körperlicher und emotional-seelischer Ebene Unterstützung zu finden. In vielen Fällen kann eine Hormonbehandlung umgangen oder optimal begleitet werden.

Wichtig finde ich aber auch, dass bei der Behandlung die Männer nicht vernachlässigt werden. Zu mir kommen eigentlich immer zuerst die Frauen – es ist ja auch eine Praxis für Frauenheilkunde –, aber natürlich frage ich auch nach den Partnern und gehe sicher, dass zumindest ein Spermiogramm durchgeführt wurde und der Mann auch sonst keine Vorerkrankungen hat. Wenn der Verdacht besteht, dass es »am Mann liegt«, lege ich nahe, dass dieser sich auch naturheilkundlich behandeln lässt. Gerade wenn es an den Spermien liegt, kann man naturheilkundlich sehr gut unterstützen. Ich habe zum Beispiel schon erlebt, dass ein Mann in der chemischen Industrie arbeitete und dringenden Bedarf an einer Ausleitung von Schwermetallen hatte oder dass ein Schilddrüsenwert total entgleist war und das in der Kinderwunschklinik nicht aufgefallen war – die Schilddrüse beeinflusst aber die Spermienproduktion enorm.

Es ist schwer messbar, ob eine Behandlung beim Heilpraktiker die Furchtbarkeit oder die Erfolgschancen einer künstlichen Befruchtung tatsächlich beeinflussen kann. Der ganzheitliche Ansatz und die Zeit für Gespräche können vielen Betroffenen aber sicher dabei helfen, sich zu entspannen und wahrgenommen zu fühlen.

Was Sie noch wissen sollten

Eine Behandlung beim Heilpraktiker kostet je nach Dauer und angewendeten Heilverfahren unterschiedlich viel, die einzelnen Therapeuten gestalten ihre Preise selbst. Hannah Pehlgrimm gibt eine Spanne zwischen 140 bis 550 Euro für die gesamte Behandlung an. Der erste zweistündige Termin inklusive Behandlungsplan kostet 140 Euro, jeder Folgetermin 80 Euro. Pehlgrimm empfiehlt mindestens drei Behandlungstermine im Abstand von je vier bis fünf Wochen, um zu sehen, wie die Patienten auf die Behandlung reagieren.

Heilpraktikerleistungen müssen in der Regel selbst vom Patienten bezahlt werden. Die gesetzlichen Krankenkassen übernehmen diese laut Fachverband Deutscher Heilpraktiker grundsätzlich nicht. Private Krankenversicherungen zahlen je nach Tarif; auch Beamtenversicherungen (Beihilfe) erstatten die Behandlung in der Regel. Wer sich sowieso gern naturheilkundlich behandeln lassen möchte, für den lohnt sich vielleicht eine Heilpraktiker-Zusatzversicherung. Diese kostet monatlich zwischen 15 bis 30 Euro und macht eine Erstattung recht zuverlässig möglich.

Pflanzlicher Schubser für den Zyklus

Der weibliche Zyklus ist etwas ganz Natürliches. Jahrtausendelang nutzten Frauen die Mondphasen, um ihn zu bestimmen und Unregelmäßigkeiten zu verfolgen. Es liegt also nahe, mithilfe der Natur Einfluss darauf zu nehmen. Die Möglichkeiten dafür sind ziemlich vielfältig – und ziemlich unübersichtlich. Zwar werden Kräuter und Pflanzen seit Hunderten von Jahren für »Frauenproblemchen« eingesetzt, und viele Frauen schwören noch heute zum Beispiel bei Menstruationsbeschwerden auf die Kraft der Natur. Man denke nur an Hebammen, Heilerinnen und Kräuterfrauen im Mittelalter, die sogar Abtreibungscocktails mixten und Tees zur Empfängnisverhütung bereitstellten. Mit der Entstehung und Verbreitung der Pharmakologie verlor sich ab Ende des 18. Jahrhunderts ein Großteil des Wissens zur Kräuterheilkunde in der breiten Gesellschaft – verschwand aber nie ganz. Spätestens seit der New-Age-Bewegung der 1960er-Jahre und dem Beginn der Komplementärmedizin in den 1980er-Jahren erfreut sich die Kräuterkunde wieder zunehmender Beliebtheit. Ob und wie gut die Tees, Tinkturen und Pillen aber wirken, ist wissenschaftlich umstritten und hängt vermutlich zu einem Großteil von der individuellen Konstitution und Einstellung der Frauen ab.

Von Mönchspfeffer erfuhr ich zum ersten Mal von einer Freundin, die gerade abgestillt hatte und auf ihre Periode wartete. Früher galt Stillen quasi als sichere Verhütungsmethode, unterdrückt der Hormoncocktail aus Prolaktin und Oxytocin, der in dieser Zeit vom Körper ausgeschüttet wird und der Milchbildung dient, doch bei den meisten Frauen den Eisprung und damit auch einen geregelten Zyklus. Nach dem Abstillen dauert es oft noch einige Zeit, bevor alles wieder im

Rhythmus ist. Aber Achtung, es gibt auch viele Frauen, die bereits einen Monat nach der Geburt ihres Babys wieder schwanger wurden, obwohl sie gestillt haben! Als Faustregel gilt dabei: Ein Zeitfenster von nur fünf Stunden zwischen zwei Stillmahlzeiten reicht aus, den Zyklus wieder anzuschieben. Das hängt aber auch davon ab, wie regelmäßig und verlässlich der Zyklus vor der Schwangerschaft war.

Diese frischgebackene Mama hatte tatsächlich eher damit zu kämpfen, ihren Zyklus wieder in geregelte Bahnen zu bringen, und sie hatte von anderen jungen Müttern von der Wunderwaffe schlechthin gehört: Agnus castus, auch bekannt als Mönchspfeffer oder Keuschlamm. Klingt eklig, ist aber in Form ganz normaler Tabletten in jeder Apotheke zu bekommen und soll nach regelmäßiger Einnahme über einen Zeitraum von drei Monaten hinweg den Zyklus regulieren, Periodenschmerzen verringern, Zwischenblutungen verhindern und generell einen positiven Einfluss auf die Fruchtbarkeit haben. Für diese und ähnliche Beschwerden wird Mönchspfeffer schon seit dem Altertum verwendet. Damals sagte man dem Gewächs nach, die Lust zu dämpfen, weshalb vor allem Mönche und Nonnen die pfefferähnlichen Früchte gegessen haben. Vitex agnus castus ist der lateinische Name, was in etwa »keusches Lamm« bedeutet. Die Wirkung der Früchte auf den Zyklus wurde erst später entdeckt, obwohl bisher nur vermutet wird, dass Agnus castus den Prolaktinwert senkt beziehungsweise dessen Wirksamkeit hemmt.

Ich selbst habe Mönchspfeffer nun bereits zweimal über einen längeren Zeitraum hinweg genommen, habe aber, ehrlich gesagt, nie einen deutlichen Unterschied bemerkt. Andere Frauen mit Kinderwunsch berichten aber, dass das Mittel bei ihnen gut gewirkt hat und ihr Zyklus nach drei Monaten Einnahme wieder in geregelten Bahnen war – ob das nun am

Mönchspfeffer lag, ist natürlich schwer nachweisbar. Manche Frauen geben auch an, dass ihnen von den Tabletten schlecht wurde. Geschadet hat es mir zum Glück nicht, und ich war erleichtert, dass ich meiner Gynäkologin beim ersten Besuch zum Abklären meiner ausbleibenden Periode sagen konnte:»Mönchspfeffer? Habe ich schon genommen, und er hat nichts bewirkt.« Denn so konnte ich mir noch einmal drei Monate des Wartens ersparen. Aber es spricht doch für sich, dass selbst meine Gynäkologin auf das Naturheilmittel vertraut und es ihren Patientinnen mit Zyklusbeschwerden empfiehlt.

Mönchspfeffer ist aber nicht die einzige Heilpflanze, die den Zyklus unterstützen oder anstoßen soll. Häufig werden diese in Form von Tees in der Zeit vor oder nach dem Eisprung genommen – oder eben auch zur Linderung von Menstruationsbeschwerden. Vor allem zwei Kräuter tauchen hierbei immer wieder auf: Himbeerblättertee soll die Eireifung fördern, Frauenmantelkraut die Einnistung.

Heilpraktikerin Hannah Pehlgrimm bestätigt die Wirksamkeit dieser beiden Kräuter, geht aber noch einen Schritt weiter. Sie hat zwei Kräuterteerezepte für dieses Buch zusammengestellt, um den Eisprung anzuregen und die entsprechenden Hormone in jeder Zyklushälfte optimal zu unterstützen. Die Zutaten kann man sich einfach in jeder Apotheke, die Heilkräuter im Sortiment hat, besorgen und selbst mischen. Pehlgrimm empfiehlt, mindestens drei Zyklen lang täglich zwei bis drei Tassen von den Tees zu trinken. Pro Tasse benötigt man zwei Teelöffel der Kräutermischung und sollte diese acht bis zehn Minuten lang ziehen lassen.

Fruchtbarkeitstee für die erste Zyklushälfte
(Tag 1 bis Eisprung)
▪ 30 Gramm Beifußkraut
▪ 20 Gramm Rosmarin
▪ 30 Gramm Angelikawurzel
▪ 20 Gramm Eisenkraut
▪ 20 Gramm Himbeerblätter

Fruchtbarkeitstee für die zweite Zyklushälfte
(ab Eisprung bis Einsetzen der Periode)
▪ 40 Gramm Frauenmantelkraut
▪ 40 Gramm Schafgarbenkraut
▪ 40 Gramm Brennnesselblätter

Pimp my Fertility: Lebenswandel und Nahrungsergänzungsmittel

Zyklus und Fruchtbarkeit können also mithilfe von Kräutern und Nahrungsergänzungsmitteln beeinflusst werden. Aber nicht nur, was wir zu uns nehmen, spielt eine Rolle, auch, wie wir unser Leben führen. Dass ungesunde Lebensumstände wie Rauchen, Alkohol und Übergewicht einen negativen Einfluss auf die Qualität der Eizellen und vor allem der Spermien haben, habe ich bereits in Kapitel 1 beschrieben. Das heißt im Umkehrschluss aber auch, dass die Qualität der Ei- und Samenzellen durch einen gesunden Lebenswandel verbessert werden kann. Eine ausgewogene und abwechslungsreiche Ernährung ist daher oft der erste Schritt zur Verbesserung der Fruchtbarkeit. Dann wird der Körper ausreichend mit Nährstoffen und Vitaminen versorgt, die bei der Produktion von Spermien und der Reifung der Eizellen benötigt werden. Der Schlüssel zum Erfolg ist hier ein starkes Immunsystem – und das kann man unter Umständen auch mit Vitaminen und Mineralstoffen unterstützen.

Pimp my Eggs

Es ist gar nicht so einfach, alle Nährstoffe, die für die Fruchtbarkeit entscheidend sind, mit der Nahrung aufzunehmen. Hier kommen dann Nahrungsergänzungsmittel ins Spiel, die einen Mangel ausgleichen oder einfach zusätzlich helfen sollen – ein natürlicher Push sozusagen. Bestimmte Vitamine und Mineralstoffe gelten dabei als wahres Wundermittel zur Steigerung der Fruchtbarkeit.

Gabi R. zum Beispiel schwört auf die Einnahme von Nahrungsergänzungsmitteln. Sie leidet seit Jahren an Rheuma und hat sich deshalb schon länger mit Nährstoffen beschäftigt, die den Körper bei der Selbstheilung unterstützen sollen: »In meinem täglichen Leben macht sich das immer wieder bezahlt – und ich habe das Gefühl, dass es mich auch beim Kinderwunsch unterstützt, denn ich habe trotz meines Alters super Werte.« Vor ihrer Kinderwunschbehandlung hat die 39-Jährige mit einer befreundeten Frauenärztin eine Liste an Nahrungsergänzungsmitteln zusammengestellt, die sie und ihr Mann täglich einnehmen. Die Taktik ist aufgegangen: Nach einer Hormonstimulation wurden ihr fünf Eizellen entnommen, die sich allesamt befruchten ließen und das Blastozystenstadium erreicht haben. Zwei davon wurden ihr eingesetzt und haben sich eingenistet. Ein überdurchschnittlich gutes Ergebnis, für das Gabi die Zusatznährstoffe verantwortlich macht.»Ich denke, die Arbeit im Vorfeld hat sich gelohnt. Das war meine erste IVF, und es hat direkt geklappt. Für mich ist das wirklich ein Zeichen, das Vitalstoffe nicht zu vernachlässigen sind.«

Gabi und ihr Mann folgen damit einem Trend, der in den letzten Jahren zunehmend an Beliebtheit gewonnen hat. Auch im Internet finden sich zahlreiche Informationen darüber, welche Nahrungsergänzungsmittel, Mineralstoffe und Aminosäuren den Kinderwunsch unterstützen sollen. Auch einige Unternehmen haben den wachsenden Bedarf nach solchen Fruchtbarkeitsmitteln erkannt und bieten für nicht wenig Geld Kombipräparate für Frauen und Männer an, die Gabis Fruchtbarkeitscocktail sehr ähnlich sehen. Gabi hat sich die einzelnen Vitamine und Mineralstoffe in der Apotheke oder im Internet besorgt und täglich mehrere Tabletten eingenommen. Das muss man natürlich auch wollen.

Gabis Fruchtbarkeitscocktail für die Frau

- 200–400 Milligramm OPC Traubenkernextrakt
- 5–6 Gramm L-Arginin
- 1–2 Kapseln Vitamine A–Z
- 1000 Milligramm Omega-3
- 600 Mikrogramm Folsäure
- 100 Milligramm Koenzym Q10/Ubiquinol
- 400 Milligramm Magnesium

An dieser Stelle muss ich eine Warnung aussprechen: Auch wenn es sich weitgehend um frei verkäufliche Präparate und Mittel handelt, sollte eine Eigenmedikation gut überlegt sein. Sprechen Sie Ihren Arzt an, wenn Sie solche Nahrungsergänzungsmittel ausprobieren wollen. Viele Kinderwunschpraxen kennen sich bestens mit der Forschungslage für die einzelnen Inhaltsstoffe aus und können Ihnen sagen, was davon für Sie gegebenenfalls sinnvoll sein kann. Eine Garantie für den Erfolg gibt es nicht.

Grundsätzlich gilt nämlich:»Eine Verbesserung kann nur dann eintreten, wenn ein Nährstoffmangel Ursache für die Einschränkung der Fruchtbarkeit ist«, warnt auch Dr. Annette Nickel von der Praxis für Fertilität in Berlin. Sie hat sich für einen Fachvortrag auf einer Kinderwunschmesse in Berlin im Frühjahr 2018 mit dem Forschungsstand und der Wirkweise der gängigsten Nahrungsergänzungsmittel beschäftigt. Auf organische Ursachen hätten die Mittel demnach keinen Effekt.

Die meisten der genannten Vitamine und Mineralstoffe werden auch ohne Fruchtbarkeitsprobleme von vielen Menschen eingenommen. Vitamin D wird beispielsweise schon Säuglingen und Kleinkindern ab der Geburt standardmäßig für die Knochen gegeben, zumindest empfiehlt die Deutsche Gesellschaft für Kinder- und Jugendheilkunde (DGKJ) ab der ersten Lebenswoche die tägliche Gabe von 500 Einheiten Vitamin D. Der Körper kann das Vitamin nur bei direktem Sonnenlicht selbst bilden – das mögen dann aber die Hautärzte nicht, weil UV-Strahlung wiederum Krebs erregen kann. Ohnehin verbringen wir heute sehr viel weniger Zeit im Freien, sodass manche Wissenschaftler von einem kollektiven Vitamin-D-Mangel in der Gesellschaft sprechen. Auch mir attestiert mein Hausarzt regelmäßig Vitamin-D-Mangel, weshalb ich es immer wieder in Tablettenform einnehme.

Auch Folsäure ist ein Präparat, das Schwangere und Frauen mit Kinderwunsch quasi durch die Bank weg nehmen, um einem weiteren kollektiven Mangel entgegenzuwirken und damit eventuellen Fehlbildungen in der Frühschwangerschaft vorzubeugen. Folsäure ist im Körper an Wachstumsprozessen, der Zellteilung und Blutbildung beteiligt und soll auch die Fruchtbarkeit steigern.

Die meisten anderen der empfohlenen Vitalstoffe zielen auf eine Stärkung des Immunsystems ab. In Gabis Rezept sind das die Kombi-Vitamine A–Z sowie die Omega-3-Fettsäuren. Vor allem in Fischöl sind reichlich Omega-3-Fette und DHA (Docosahexaensäure) enthalten, beides soll das Immunsystem kräftigen. Studien zur Wirksamkeit laufen allerdings noch. Dr. Nickel bescheinigt dem Nährstoff aber zumindest keine Nebenwirkungen, man kann also zumindest nichts falsch machen, wenn man es probiert.

Das Koenzym Q10, das auch unter dem Namen Ubiquinol vertrieben wird, ist vor allem aus der Anti-Aging-Therapie bekannt und wird auch in der Kinderwunschbehandlung eingesetzt. Die Hoffnung ist, erklärt Dr. Nickel, dass es die Alterung der Eierstöcke verlangsamt oder zumindest reduziert. Auch hier gibt es noch keine Studien, die die Wirksamkeit bestätigen, das Koenzym wird aber in der Regel gut vertragen.

Einen ähnlichen Effekt erhofft man sich auch von dem Nahrungsergänzungsmittel DHEA (Dehydroepiandrosteron), das ebenfalls in der Anti-Aging-Therapie verwendet wird. Vor allem ältere Frauen mit einer eingeschränkten Eierstockreserve – also nur noch wenigen oder qualitativ mangelhaften Eizellen – berichten von positiven Effekten. »Ich gebe es gerne Frauen, die nur noch wenige Follikel haben, weil es gut vertragen wird und ich das Gefühl habe, dass es etwas bringt«, erklärt Dr. Nickel. Allerdings fehlen auch hier noch Studienergebnisse, die das bestätigen.

Was Sie noch wissen sollten

Da all diese Stoffe als Nahrungsergänzungsmittel geführt werden und damit nicht unter das Arzneimittelgesetz fallen, sind sie frei verkäuflich und müssen nicht verschrieben werden. Es wird empfohlen, die Mittel mindestens drei Monate lang einzunehmen, um einen positiven Effekt erreichen zu können. Ob sich das lohnt, muss jeder für sich entscheiden. Denn die Präparate sind nicht günstig. Alleine DHEA kostet etwa 90 Euro für 180 Tabletten. Bei dreimal täglich einer Tablette reicht das gerade mal für einen Monat. »Ich würde es im Zweifelsfall probieren«, sagt Dr. Nickel. »Es sind keine Hormone in Nahrungsergänzungsmitteln, es geht vor allem um eine Stärkung des Immunsystems.«

Zu einem ähnlichen Schluss kommt auch die Heilpraktikerin Hannah Pehlgrimm: »Die Fruchtbarkeitscocktails sind nicht verkehrt, allerdings wird es schnell teuer, wenn man die Inhaltsstoffe alle einzeln besorgt.« Auch sie rät, individuell mit einem Experten abzuklären, welche Inhaltsstoffe in welchen Dosierungen individuell angebracht sind. Und sie hat noch eine Kräuterteemischung zur Steigerung der Fruchtbarkeit parat:

Fruchtbarkeitstee für Frauen

- 40 Gramm Storchenschnabelkraut
- 30 Gramm Löwenzahnwurzel und -kraut
- 20 Gramm Brennnesselblätter
- 30 Gramm Goldrutenkraut
- 20 Gramm Schafgarbenkraut
- 30 Gramm Gundelrebenkraut
- 30 Gramm Frauenmantelkraut

Dieser Tee für Frauen soll entgiften und die Gebärmutter auf eine Empfängnis vorbereiten. Dabei gilt: Etwa sechs Wochen lang dreimal täglich eine Tasse trinken. Zwei Teelöffel der Kräutermischung pro Tasse dosieren, zehn Minuten zugedeckt ziehen lassen. Die Heilkräuter können Sie in gut sortierten Apotheken kaufen und selbst mischen.

Pimp my Sperm

Doch nicht nur Frauen können ihre Fruchtbarkeit mit Nahrungsergänzungsmitteln oder Heilkräutern verbessern. Auch für Männer gibt es entsprechende Präparate und Mineralstoffe, die neben einem gesunden Lebensstil einen positiven Einfluss auf die Qualität des Spermas haben können. Da zum Großteil dieselben Hormone an der Produktion von Sperma beteiligt sind wie an der Eizellreifung, sind auch viele Inhaltsstoffe in Fruchtbarkeitscocktails für Männer ähnlich. Schließlich soll auch hier vor allem das Immunsystem gestärkt und ein gesunder Hormonhaushalt gefördert werden.

Gabis Fruchtbarkeitscocktail für den Mann
- 200–300 Milligramm OPC (Traubenkernextrakt)
- 3–5 Gramm L-Carnitin
- 3–5 Gramm L-Arginin
- 1–2 Kapseln Vitamine A–Z
- 400 Milligramm Roter Panax Ginseng Extrakt
- 100 Milligramm Omega-3
- 400 Milligramm Magnesium

Die meisten Inhaltsstoffe wie Vitamine, Magnesium und Omega-3-Fette dienen auch hier wieder der Stärkung des Immunsystems. OPC ist ein pflanzlicher Stoff, der vor allem in Zellhäuten wie Traubenkernen oder Erdnussschalen vorkommt und antioxidativ und entzündungshemmend wirkt und damit auch das Immunsystem unterstützt.

L-Carnitin kommt vor allem in rotem Fleisch vor und wirkt positiv auf den Energiestoffwechsel. Eine Metaanalyse verschiedener Studien kam 2016 zu dem Schluss, dass die chemische Verbindung eine begrenzte Wirkung als Fatburner hat. Eine Greifswalder Studie hat zudem 2012 einen positiven Einfluss von L-Carnitin auf Patienten mit Bauchspeicheldrüsenkrebs herausgefunden.

L-Arginin ist eine Aminosäure, die das Immunsystem stärkt und einigen Studien zufolge den Blutdruck signifikant senken kann. Der Stoff unterstützt den Körper bei Wundheilung und beim Wachstum und wird auch gegen erektile Dysfunktion eingesetzt. Arginin ist auch Ausgangsstoff für Spermin und Spermidin, die in hoher Konzentration in der Spermienflüssigkeit vorkommen.

Was Sie noch wissen sollten

Bei Männern sehr verbreitet sind Kombipräparate zur Förderung der Fruchtbarkeit aus der Apotheke, die unter anderem die oben genannten Inhaltsstoffe enthalten und speziell entwickelt wurden, um die Spermienqualität zu verbessern (Fertilsan, Fertilup, Fertil Plus und Co.). In diesen Präparaten sind oft noch einige Mineralstoffe und Spurenelemente enthalten: Zink, Selen, Folsäure und das Koenzym Q10 zum Beispiel. Diese Produkte werden seit vielen Jahren vertrieben und erfreuen sich trotz ihres stolzen Preises großer Beliebtheit. Ein wissenschaftlicher Nachweis der Wirksamkeit steht allerdings noch aus, wie auch die Bundeszentrale für gesundheitliche Aufklärung auf ihrer Webseite zur Familienplanung warnt. Sicher ist: All diese Stoffe braucht der Körper, um gesund zu sein, sie können aber zum Großteil auch mit einer ausgewogenen Ernährung aufgenommen werden.

Auch hier gilt: Sprechen Sie im Zweifel Ihren Arzt an, er kann am besten entscheiden, welche Präparate oder Mineralstoffe geeignet sind, um die Spermienqualität zu verbessern.

Hannah Pehlgrimm empfiehlt Männern übrigens diesen fruchtbarkeitssteigernden Tee, der genauso dosiert wird wie der Einnistungstee für Frauen:

Fruchtbarkeitstee für den Mann
- 20 Gramm Bohnenkraut
- 20 Gramm Brennnesselblätter
- 30 Gramm Goldrutenkraut
- 30 Gramm Schafgarbenkraut
- 30 Gramm Damianablätter
- 20 Gramm Angelikawurzel
- 20 Gramm Liebstöckelwurzel
- 30 Gramm Storchenschnabelkraut

Genadelt zum Glück: TCM und Akupunktur

Bei Kopfschmerzen, Migräne oder Tennisarm bekommen Leidende oft den Tipp: Hast du es mal mit Akupunktur versucht? Auch in der Frauenheilkunde hat die Traditionelle Chinesische Medizin (TCM) einige Tricks parat: So bieten viele Hebammen ihren schwangeren Kundinnen Akupunktur in Vorbereitung auf die Geburt oder sogar während der Geburt an. Bei der Akupunktur soll durch Nadelstiche an bestimmten Punkten des Körpers eine therapeutische Wirkung erzielt werden. Die Lehre der TCM geht davon aus, dass das Qi, also die »Lebensenergie des Körpers«, auf definierten Leitbahnen im Körper zirkuliert und einen steuernden Einfluss auf alle Körperfunktionen haben soll. Die Nadelstiche sollen Störungen im Fluss des Qi beheben und so Erkrankungen heilen.

Mirjam Rose, Frauenärztin aus Köln und Expertin für Akupunktur und Traditionelle Chinesische Medizin (TCM), erklärt mir im Interview, was TCM in der Kinderwunschbehandlung leisten kann.. Sie hat bereits während ihrer Facharztausbildung angefangen, Akupunktur zu erlernen, und hat in den folgenden Jahren noch eine Ausbildung in Phytotherapie (Pflanzenheilkunde) daraufgesetzt und sich mit einem gynäkologischen Schwerpunkt in Traditioneller Chinesischer Medizin am renommierten Beijing Hospital of TCM fortgebildet. In ihrer Praxis in Köln bietet sie heute einerseits sämtliche klassischen frauenärztlichen Leistungen der westlichen Medizin an, zusätzlich aber auch chinesische Medizin für Frauen, Männer und Kinder, Akupunktur, chinesische Heilkräuter und Diätberatung nach TCM. Ihre Herzensangelegenheit ist dabei die Kinderwunschbehandlung.

Liebe Frau Rose, was kann die Traditionelle Chinesische Medizin für Frauen mit Kinderwunsch tun?

▪ Oh, da muss ich jetzt erst mal etwas ausholen. *(lacht)* TCM ist eine alte ganzheitliche Betrachtungsweise des Körpers, die in sich geschlossen und logisch aufgebaut ist. Sie funktioniert aber etwas anders als die Schulmedizin, weil immer das komplexe Ganze, also die Frau in all ihren Lebensbezügen, und vor allem der Energiefluss im Körper betrachtet werden. Um Frauen mit Kinderwunsch zu helfen, muss man zunächst herausfinden, wo sie in der Kinderwunschbehandlung stehen.

Was heißt das?

▪ Manche sind noch ganz am Anfang und wollen wissen, was sie überhaupt tun können. Sie denken vielleicht darüber nach, irgendwann Hormone zu nehmen. Andere sind schon in der Kinderwunschbehandlung und wollen zusätzlich Akupunktur machen oder eine chinesische Kräutertherapie, um die Nebenwirkungen der Hormontherapie abzufangen. Andere kommen, weil sie schon einige Fehlversuche hinter sich haben, lange Zeit Hormone genommen haben und sich leer fühlen. Auch das Alter spielt da eine große Rolle, bei einer Patientin über 40 ist ein anderes Zeitmanagement gefragt als bei einer jungen Frau.

Wie läuft eine Behandlung gewöhnlich ab? Gibt es bestimmte Muster, auf die Sie dabei achten?

▪ Zunächst findet ein Erstgespräch statt, wir setzen uns zusammen und reden, ich stelle viele Fragen, kontrolliere Puls und Zunge, um eine chinesische Diagnose zu erstellen. Bei der chinesischen Diagnostik geht es zunächst einmal unabhängig vom Kinderwunsch darum, herauszufinden, wie die Energie fließt. Ich schaue, ob jemand in Fülle oder Leere zu mir kommt, also eher voller Energie ist oder erschöpft und müde. Ich schaue, wie das Qi, die Lebensenergie, und das Blut fließen, was besonders für Kinderwunschbehandlungen spannend ist. Das Blut ist in der Chinesischen Medizin für weibliche Erkrankungen essenziell. Dann sehe ich mir an, ob jemand warm oder kalt ist, das heißt, wie sich Yin und Yang verhalten; ob jemand also eher zum Schwitzen oder Frieren neigt. Weiterhin finde ich heraus, welche inneren Organe nach der Theorie der chinesischen Medizin am meisten von den Symptomen betroffen sind und welche Akupunkturleitbahnen ich eventuell brauche. Der Puls und die Zungendiagnostik kommen dann dazu, um Aufschluss über die jeweilige Konstitution zu geben.

Das klingt jetzt aber alles noch ziemlich allgemein.

▧ Im nächsten Schritt frage ich deshalb den Zyklus ab. Und da will ich wirklich alles wissen, nicht nur, ob er regelmäßig ist oder nicht, sondern auch: Wie lange waren die letzten Zyklen genau, wie groß war die Verspätung? Wie lange bluten Sie? Ist die Blutung stückig? Haben Sie Schmerzen? Und wenn ja, wo? Das sind alles wichtige Zusatzinformationen. Aber auch: Wie schlafen Sie? Wie ist Ihre Verdauung? Haben Sie Durst? Wie ernähren Sie sich? Wie sehen das soziale und das Arbeitsleben aus? So ein Vorgespräch dauert im Normalfall etwa eine Stunde, es kann aber auch kürzer oder länger sein.

Und wie behandeln Sie die Frauen dann?

▧ Aufbauend auf der chinesischen Diagnose nach dem Erstgespräch erstelle ich ein Behandlungskonzept. Akupunktur ist die bekannteste Behandlung der chinesischen Medizin und findet die meiste Anwendung. Wenn die Frauen das möchten, nehme ich gerne chinesische Kräuter dazu. Meistens kommt Körperakupunktur zum Einsatz. Ich setze Nadeln, die für 20 bis 30 Minuten im Körper belassen werden. Das kann man mit einer Wärmelampe kombinieren oder einer Moxa-Zigarre (in dünnes Papier gerollte Stangen aus Beifußfasern, die verbrannt werden). Vor dem Embryotransfer kann man auch Dauernadeln setzen, das sind kleine Metallhäkchen mit einem Pflaster drüber. Auch die Ohrakupunktur eignet sich in diesem Zusammenhang gut. Es gibt ganz verschiedene Systeme, wie man nadeln kann, das kommt immer individuell auf die Patienten an.

Sie setzen also nicht immer an dieselbe Stelle Nadeln?

▧ Oh nein, ich orientiere mich dabei zum Beispiel auch am Zyklus, was gerade im Körper passiert und welches Ziel wir verfolgen wollen. Also: In welcher Phase des Zyklus befindet die Frau sich? Nach dem Eisprung beispielsweise werde ich immer anders nadeln als vorher. Auch ist entscheidend, ob die Frau gerade schwanger werden oder nur ihren Zyklus regulieren will. Nadeln und Kräuter haben eine bestimmte Wirkung, und die muss natürlich stimmen. Wenn jemand sehr heiß ist und man gibt noch erhitzenden Kräutertee und setzt die Nadeln falsch, dann geht es der Person hinterher schlechter.

Wie viel Zeit sollte eine Frau für eine Behandlung mit TCM und Akupunktur einplanen?

▪ Da in der Frauenheilkunde und beim Thema Kinderwunsch die Behandlung auch vom Zyklus abhängt, dauert das schon eine Weile. Ich rechne immer mit mindestens drei Zyklen, manche Frauen bleiben aber auch bis zu einem halben Jahr in Behandlung. Eine klassische Behandlung findet einmal die Woche statt, das wäre zumindest wünschenswert, weil ich mit der Akupunktur ja einen Impuls setze, der nach einiger Zeit abebbt. Wenn eine Patientin von weit her oder über einen langen Zeitraum kommt, machen wir es aber auch im Zwei-Wochen-Rhythmus, unterstützt durch Heilkräuter für zu Hause, das ist sonst zeitlich oft schwer zu vereinbaren und wird zudem schnell teuer. In der Regel kann ich in zehn Sitzungen viel erreichen, gerade erst habe ich aber von einer jungen Frau mit Endometriose erfahren, dass sie nach nur vier Behandlungen schwanger geworden ist.

Ist die Schulmedizin überhaupt mit der chinesischen Medizin vereinbar? Mir kommt die Herangehensweise oft gegensätzlich vor, Sie vereinbaren aber beides ...

▪ Für mich passt das sehr gut zusammen, vor allem unterstützend. Das sehen auch viele Kollegen so. Mir schicken immer wieder Gynäkologen Frauen, bei denen sie denken, dass TCM und Akupunktur helfen könnten. Ich arbeite auch mit IVF-Zentren zusammen. Da kommt es ganz auf die Kollegen an: Die einen schicken Frauen zu mir, weil sie von der Wirksamkeit überzeugt sind. Andere halten tatsächlich aus verschiedenen Gründen nichts davon und sind ganz auf der Linie der Schulmedizin.

Wem können Sie am ehesten helfen?

▪ TCM ist eigentlich etwas, von dem alle profitieren können. Es gibt wenig, von dem ich sagen würde, es bringt nichts. Am leichtesten ist für mich, wenn ich eindeutige Muster in der Diagnose finde. Blutmangel wie eine Anämie (also zu wenig rote Blutkörperchen) zum Beispiel kommt häufig bei Vegetariern und Veganern vor. Hier hilft eine blutaufbauende Behandlung enorm, auch bei Fehlgeburten zum Beispiel. So einfach ist das aber nur, wenn nicht zu viele andere Baustellen dazukommen. Frauen mit Fehlgeburten kommen häufig zu mir oder wenn es mit dem zweiten Kind nicht klappt. Auch Patientinnen mit Endometriose kann ich oft helfen, vor allem um die Schmerzen zu lindern. Besonders freut mich aber, wenn ich gerade bei solchen Patientinnen eine chinesische Diagnose finde, wo ich als Schulmedizinerin sagen müsste: Es gibt keine eindeutige Ursache für die Unfruchtbarkeit.

Gibt es denn Einschränkungen oder Grenzen in der chinesischen Medizin?

▪ Das Ziel, schwanger zu werden, wird manchmal tatsächlich nicht erreicht. Hier ist das Alter ganz klar ein Faktor, bei dem man nichts machen kann. Wenn eine Patientin mit 45 oder mehr Jahren zu mir kommt und man alles versucht hat, um ihren Zyklus in Gang zu bringen, oder wenn die Wechseljahre eindeutig bereits eingesetzt haben, da kann ich einfach nichts machen. Es wäre auch unethisch von mir, ihr dann viele Hoffnungen zu machen. Das sind ganz schwere Gespräche, die ich dann führen muss. Aber es gibt ja auch immer wieder neue Phasen im Leben einer Frau, und ich versuche dann, alternative Wege aufzuzeigen.

Auch bei Patientinnen mit komplett verschlossenen Eileitern kann ich nichts machen. Es ist sehr unwahrscheinlich, dass das dann klappt, und an In-vitro-Fertilisation führt dann oft kein Weg vorbei. Ich kann so einer Patientin aber eine Begleittherapie anbieten, um die Nebenwirkungen wie Kopfschmerzen und Schlafstörungen abzufangen.

Was kann man über Akupunktur und Kräuter hinaus noch machen?

▪ Zur TCM gehören noch einige andere Bausteine, mit deren Hilfe man viel erreichen kann. Deshalb ist es immer wichtig, die Patienten ganzheitlich zu betrachten. Wenn ich zum Beispiel die Diagnose Nieren-Yang-Mangel [ein Syndrom der Chinesischen Medizin, nach der TCM eine Schwäche des Nieren-Qi; Anmerkung der Autorin] stelle, dann kann man neben Tees und Akupunktur auch viel über die Ernährung machen. Das Schöne hierbei ist, dass die Patientinnen das selbst verantworten können.

Und es gibt tatsächlich einige allgemein gültige Ernährungstipps nach TCM, die auch für Frauen mit Kinderwunsch gelten: Kochen Sie Ihr Essen tendenziell lieber und verzichten Sie auf Rohkost! [Nach der Lehre der TCM kann durch kalte Nahrung Kälte in den Körper eindringen, wodurch ein Mangel entstehen kann; Anmerkung der Autorin.] Natürlich muss man keine Reissuppe zum Frühstück essen, aber ein leckeres Porridge mit Obst zum Beispiel passt auch in den westlichen Ernährungsplan. Ganz falsch wären zum Beispiel durchgängig kalte oder rohe Speisen wie morgens Quark, mittags Salat und abends rohe Paprika, im Extrem gesprochen. Ernährungstipps sind oft verwirrend für Patienten, weil es so viele verschiedene Ansichten dazu gibt. Aber ich denke mir immer: Chinesische Medizin ist schon so alt, da muss etwas dran sein.

Haben Sie spezielle Tipps für Paare mit unerfülltem Kinderwunsch?
Wichtig finde ich immer, die Männer nicht zu vergessen. Ich frage immer ab, ob auch der Mann bereit ist, etwas zu machen. Das scheitert in der Praxis oft, weil Männer zeitlich eingeschränkter sind. Aber die Paare, bei denen ich beide behandelt habe, hatten meist bessere Erfolge. Es gibt viel, was man bei Männern machen kann, auch wenn es oft etwas mehr Zeit braucht, weil die Spermiogenese 90 Tage dauert, im Vergleich zu 30 Tagen Follikelreife. Aber oft kommt es auch zu einem schnelleren Erfolg, wenn es gelingt, die letzten guten noch im System versteckten Spermien zu aktivieren.

Was Sie noch wissen sollten

Akupunktur ist wie viele alternative Therapien nicht günstig. Pro Sitzung fallen laut der Deutschen Ärztegesellschaft für Akupunktur je nach Dauer und Aufwand 30 bis 70 Euro an, egal, ob beim Arzt oder Heilpraktiker. Das Erstgespräch kostet bis zu 150 Euro. Auch Kräutermischungen und Tees müssen extra bezahlt werden. Manche Krankenkassen übernehmen Kosten für Akupunktur, wenn sie von einem zugelassenen Arzt durchgeführt wird, es gibt zudem Zusatzversicherungen für solche Leistungen. Auch viele Privatversicherer übernehmen die Leistungen zumindest zum Teil.

Es gibt zahlreiche wissenschaftliche Untersuchungen, die die Wirksamkeit von Akupunktur und TCM belegen. Diese konnte aber im Kinderwunschbereich bisher nur bedingt nachgewiesen werden. Eine Großstudie der Berliner Charité von 2015 hat zumindest bei schmerzhaften Symptomen wie starken Menstruationsschmerzen eine signifikante Besserung bestätigt – in Kombination mit Routinemaßnahmen wie Wärme, Ruhe oder Schmerzmitteln. Auch in einigen Studien aus dem Ausland konnten bei einer begleitenden Akupunktur-Therapie zur IVF höhere Schwangerschaftsraten beobachtet werden. Zudem deuten Untersuchungen darauf hin, dass die Maßnahmen dazu beitragen, den erheblichen Stress, der bei so einer Behandlung entsteht, zu reduzieren. Diese Beobachtung hat auch Dr. Annette Nickels von der Praxis für Fertilität gemacht: »Es gibt Frauen, die brauchen das. Man merkt, dass sie ruhiger werden. Andere wollen nichts mit Nadeln zu schaffen haben, für die würde ich es natürlich nicht empfehlen.«

Oooooohmmmm: Kinderwunsch-Yoga

Eigentlich bin ich ja ein sehr rationaler Typ, vertraue grundsätzlich der Schulmedizin und glaube vor allem an das, was ich sehen kann beziehungsweise was mir einleuchtet. Aber es gibt tatsächlich auch dieses leise Stimmchen in mir, das an Fügung, Schicksal und Karma glaubt. Diese Stimme wird in Extremsituationen auch mal lauter und sorgt dann dafür, dass ich mich alternativen Ideen öffne. Eine davon war zum Beispiel Kinderwunsch-Yoga.

Natürlich habe ich früher schon Yoga ausprobiert, oder wie

man sagt: geübt. Schließlich ist Yoga inzwischen Bestandteil sämtlicher Kurspläne in Fitnessstudios und wird auch von der Krankenkasse bezuschusst. Zwar reizt mich der Sportanteil daran in der Regel mehr als der geistige, aber ich würde lügen, wenn ich behaupte, nach einer Yogastunde nicht deutlich entspannter und ausgeglichener zu sein. Und in diesem kollektiven »Ooohmmmmm« zu Beginn und Ende einer Yogaklasse stecken tatsächlich überraschend viel Wärme, Kraft und Harmonie.

Ich war deshalb gleich Feuer und Flamme, als ich zum ersten Mal vom Kinderwunsch-Yoga hörte. Sofort leuchtete mir ein, dass diese Form der Entspannung und Konzentration auf sich selbst einem den Kopf irgendwie zurechtrücken kann. Kinderwunsch-Yoga hat aber noch einen anderen Zweck: In der Lehre des Ayurveda sagt man, dass ein Kind erst dann zu einem Paar kommt, wenn dieses auch Platz dafür hat. Damit ist natürlich nicht ein fertig eingerichtetes rosa-blaues Kinderzimmer gemeint, sondern eine bestimmte Geisteshaltung, also eine Bereitschaft, ein emotionaler Raum für so ein Baby. Auf dieser ayurvedischen Idee basiert letztlich auch das Kinderwunsch-Yoga. Denn mithilfe von Entspannungstechniken und bestimmten Yogaübungen, die die hormonausschüttenden Drüsen und Organe anregen, soll die Fruchtbarkeit gefördert und Frauen auf die Empfängnis vorbereitet werden. Kinderwunsch-Yoga ist aus dem Hormon-Yoga entstanden, das die Brasilianerin Dinah Rodrigues entwickelt hat. Es zielte ursprünglich auf Frauen in den Wechseljahren ab und soll deren Hormonhaushalt anregen und wieder in Balance bringen.

Vor meiner ersten Stunde war ich nervös: Ob es sich sehr von einer normalen Yogastunde unterscheiden würde? Als absolute Bewegungslegasthenikerin bin ich ja generell froh, dass beim Yoga jeder nur auf sich selbst achten soll und es so auch kaum zu Kontakt mit anderen kommt. In dieser Stunde war das etwas anders: Als Frauen mit Kinderwunsch saßen wir ja alle in einem Boot und hatten eine gemeinsame Mission: schwanger zu werden. Die Gruppe war klein, es fühlte sich fast intim an. Wir hatten alle einen langen Arbeitstag hinter uns, und das sah man uns in den Gesichtern auch an.

Die Yoga-Lehrerin, Sharada Devi, ist bekannt für ihre Interpretation des Hormon-Yoga und unterrichtet auch auf Kongressen und Branchentreffen des Kinderwunsch-Yoga. Für ihre Wochenendworkshops kommen regelmäßig Frauen aus ganz Deutschland nach Berlin, und sie bildet inzwischen auch andere Yoginis weiter. Sharada hat vor einigen Jahren ihre eigenen Erfahrungen mit dem Kinderwunsch gemacht, sie hatte eine Tendenz zu Frühabgängen, wie sie von sich sagt. Umso überraschter sei sie dann gewesen, dass sie im fortgeschrittenen Alter gleich schwanger wurde, als sie es drauf anlegte – und mit 42 Jahren ihr erstes Kind zur Welt brachte. Erst als sie kurz darauf die Ausbildung zur Hormonyoga-Therapeutin bei Dinah Rodrigues machte, wurde ihr klar, warum es so schnell und problemlos geklappt hatte: »Ich hatte in den Monaten vor der Schwangerschaft, ohne es zu wissen, täglich viele Übungen aus dem Hormon-Yoga praktiziert.«

Man braucht eigentlich keine speziellen Vorkenntnisse für diese Art des Yoga. Und ich fand es sportlich gesehen, ehrlich gesagt, nicht einmal besonders herausfordernd. Der schwierigste Teil ist eine spezielle Atemtechnik, das Bhastrika, auch Blasebalgatmung genannt. Dabei wird einerseits sehr intensiv und tief in den Bauch geatmet, andererseits ist diese Atmung sehr schnell (und laut). Es ist eine völlig andere Art zu atmen, als man gewohnt ist. Der Bauch wird dabei stark vor und zurück bewegt und erst mit Luft aufgeblasen, bevor diese wieder ausgestoßen wird. Nach Sharadas Erfahrung dauert es einige Zeit, bis man diese Technik richtig beherrscht – die Übung zahlt sich aber aus. Die Atemtechnik soll die Durchblutung im Bauchraum fördern und die innenliegenden Organe anregen – was natürlich gerade beim Kinderwunsch einleuchtend ist.

Während die meisten anderen Yogaklassen meines Lebens im Schneidersitz begannen, starteten wir diese Stunde im Liegen. Dafür haben wir uns Decken zusammengefaltet längs unter den Rücken gelegt, um sowohl den Herz- als auch den Beckenraum zu öffnen. Wir legten die Hände auf den Bauch in Höhe der Eierstöcke. Sharada Devi zufolge ist es ein wichtiger Aspekt für den Erfolg des Kinderwunsch-Yoga, dass auch innerlich ebenjenes Nest bereitet wird. Als Nächstes haben wir einen Gruß an unsere Eierstöcke gesendet und ihnen gesagt: »Ich nehme euch mit Liebe an.« Das haben wir mit der Gebärmutter und den Eileitern wiederholt. Während der folgenden Stunde konzentrierten wir uns immer wieder auf die für die Fortpflanzung wichtigen Organe: Eierstöcke, Eileiter, Gebärmutter, Schilddrüse, Hypophyse. Wir spürten den Verbindungen zwischen ihnen nach und sendeten Energie entlang der Linie zwischen Hypophyse in der Mitte der Augenbrauen, den Schilddrüsen in der Kehle und den Geschlechtsorganen. Dazu wurde viel und bewusst geatmet. Natürlich haben wir auch einige bekannte Übungen oder Asanas wie den Krieger, den herabschauenden Hund oder die Stellung des Kindes gemacht. Meine Lieblingsübung war aber eine, die auch die Libido steigern soll. Dazu haben wir den Po etwas erhöht gelagert, die Beine in die Luft gestreckt und dann abwechselnd die Füße ganz schnell gegen den Po klatschen lassen, dazu haben wir im Bhastrika geatmet. Ob die Übung nun tatsächlich die Libido steigert oder nicht – es hat auf jeden Fall unglaublich viel Spaß gemacht, und wir mussten alle zwischendurch herzlich lachen.

Im Entspannungsteil richteten wir unsere Aufmerksamkeit dann wieder nach innen auf unsere Fortpflanzungsorgane und haben uns um unser »Nest« gekümmert. »Wir öffnen uns dem, was da kommt, und begrüßen dich. Wir machen uns bereit für dich und danken unseren Eierstöcken und der Gebärmutter dafür, dass sie da sind«, gab die Trainerin vor. Dann hat sie uns für einige Minuten unseren Gedanken überlassen, wir entspannten uns. Die Zeit verging wie im Flug und trotz – oder gerade wegen? – der Entspannung am Ende bin ich danach zumindest wieder aufgeladen mit Energie und auch voller guter Dinge für das, was da kommen mochte, nach Hause gegangen.

Was Sie noch wissen sollten

Kinderwunsch-Yoga nach Sharada Devi ist inzwischen ein zertifiziertes Angebot, in dem sich Yogalehrer ausbilden lassen können. Fragen Sie bei Interesse in Ihrem Yogastudio nach, ob es dort angeboten wird.

Experten empfehlen übrigens, Kinderwunsch-Yoga über einen Zeitraum von mehreren Monaten regelmäßig zu üben. Eizellen brauchen etwa zwei Monate zur Reifung. Diese Zeit soll man seinem Körper geben.

In Trance entspannen: Hypnose bei Kinderwunsch

Auf Entspannung zielt auch die Hypnotherapie ab. Hypnose soll vor allem Paaren helfen, die aufgrund ihres lange unerfüllten Kinderwunsches gestresst oder gar verzweifelt sind. Dabei stützt sich die Therapie auf hormonelle Vorgänge im Körper, ist aber vor allem der Psychotherapie anhängig. Mit Showhypnose, Manipulation durch andere und Löffelverbiegen hat professionelle Hypnose nichts zu tun, wie Kathrin Steinke, Heilpraktikerin und Psychotherapeutin aus Berlin, versichert. Im Gegenteil: Der tranceartige Zustand, in den die Patienten nach einiger Übung gleiten, sei eigentlich ein Zustand innerer Wachheit, in dem man sehr konzentriert und nach innen fokussiert ist. »Es ist eigentlich ein Zwischenzustand zwischen Wachen und Schlafen, manchmal kommt es sogar zu Muskelzuckungen oder anderen körperlichen Phänomenen«, erzählt Steinke, die auch Fachberatungen zum Thema Kinderwunsch anbietet.

Hypnotherapie ist – genau wie die Traditionelle Chinesische Medizin oder Ayurveda – ein sehr altes Heilverfahren. Schon Schamanen haben Krankheitsgeister beschworen und so zu heilen versucht. In der Psychotherapie findet das Verfahren in jüngster Zeit wieder mehr Beachtung. Die Idee dabei ist, den Patienten ein Instrument in die Hand zu geben, zu Ruhe und Entspannung zu kommen, indem man hilfreiche Bilder gegen Angst und Stress entwickelt. »Wenn beispielsweise eine Mutter mit ihrem Zwillingswagen in die U-Bahn einsteigt und das in einer meiner Patientinnen Angst und Panik auslöst, können die erlernten positiven Suggestionen dabei helfen, diese Angst umzuleiten und zu stoppen«, sagt Steinke. Als Hilfsmittel greift sie hierbei gerne auf sogenannte Körperanker zurück, also Gesten, wie beispielsweise eine Hand auf den Bauch zu legen. »Ich mache diese mit Entspannung verbundene Geste stets während der Übung und der Körper ›merkt‹ sich das«, erklärt Steinke. Und das wiederum könne dann auch einen positiven Einfluss auf den eigenen Kinderwunsch haben.

Stress – ob latent oder akut – hat einen messbaren Einfluss auf das Immunsystem und die Psyche; er wirkt auf das Nervensystem und die hormonelle Aktivität. Das Stresshormon Cortisol kann uns, wenn es dauerhaft erhöht ist, krank machen, wir werden schlapp und müde. »Frauen beschwe-

ren sich nach einer langen Kinderwunschbehandlung oft
über ihren Gesundheitszustand oder berichten, dass sie häufiger an Infekten erkranken«, erzählt Steinke. Zunächst klagen
sie über Müdigkeit, sich ausgelaugt und angespannt zu fühlen. »Erst wenn man sie darauf anspricht, fällt ihnen auf, dass
sie zum Beispiel oft erkältet waren oder Blasenentzündungen
hatten. Diese Müdigkeit und Anspannung zeigen ja ebenfalls,
dass der Körper seine Regulationsfähigkeit verloren hat und
zu viel Stresshormon über lange Zeit ausschüttet.«

Einen erhöhten Cortisolspiegel kann man natürlich mes-
sen und dann auch entsprechend hormonell gegensteuern.
Das Problem fängt im Alltag aber oft schon an, bevor der Hor-
monwert merklich erhöht ist, erklärt Steinke: Stress wirke auf
das Nerven-, Immun- und Hormonsystem – und darüber auch
in der Psyche. Immer wiederkehrende negative Erfahrungen
und Gedanken führten zu Niedergeschlagenheit und einem
Gefühl der Hilflosigkeit. Das kann zu einer inneren Blocka-
de und Angstzuständen führen, was noch mehr Stress empfinden lässt und den Körper dann tatsächlich dazu veranlasst,
Cortisol im Überschuss zu produzieren.

Kathrin Steinke arbeitet mit ihren Patientinnen deshalb
vor allem daran, aus dem Stress »Nichtschwangerschaft« aus-
zusteigen und das Leben wieder mehr zu genießen. »Ich sage
immer: Die Frauen haben einen schwarzen Hund dabei, die
Angst. Sie haben nicht darum gebeten, aber er ist halt da und
begleitet sie überallhin. Gegen diesen Hund können die Frau-
en nichts ausrichten. Mein Tipp ist, diese Tatsache zu akzeptieren, dem Hund aber beizubringen, dass er sich ruhig in die
Ecke setzen soll. Es ist ein Lernprozess, dass man sich trotz
Enttäuschung und Trauer wieder anderen Bereichen im Leben
zuwendet und sich erlaubt, sich zu erfreuen. Am Ende steht
die Zuversicht, dass man zwar traurig sein kann, sich aber

trotzdem über andere Aspekte des Lebens freuen darf.« Hypnose ist ein Mittel, genau das zu lernen und positive Bilder gegen den Stress zu entwickeln und Angstspiralen schneller zu stoppen.

Ziel ist zudem, dass die Frauen ihrem Kopf zu glauben erlauben, was ihr Körper nicht kann – also beispielsweise gesunde Eizellen heranreifen zu lassen, einen Eisprung zu haben und schwanger zu werden. Bei der Kinderwunsch-Hypnose bedient sich Kathrin Steinke deshalb entsprechender Bilder, die mit dem weiblichen Körper und Zyklus zu tun haben. Sie stellt sich mit ihren Patientinnen die Gebärmutter vor, konzentriert sich auf die Eibläschen, lässt die Follikel wachsen und gedeihen und bereitet ihnen ein warmes Nest. Das kann die Einnistung einer Eizelle tatsächlich positiv beeinflussen. Eine israelische Studie hat zum Beispiel bestätigt, dass die Chancen einer Einnistung nach der künstlichen Befruchtung steigen, wenn die Frau während des Embryotransfers eine Hypnose erhalten hat. »Wer schon in Kinderwunschbehandlung war, weiß, wie anstrengend und aufregend das ist. Durch Hypnose wird man zwar nicht anfangen, sich plötzlich darauf zu freuen, aber es ist doch besser, gelassen in die Behandlung zu gehen, als bereits präventiv zu trauern, dass es wieder nicht klappen könnte«, betont Steinke.

Was Sie noch wissen sollten

Mit schnellen Erfolgen darf man auch bei der Hypnose nicht rechnen: Die Therapie braucht ihre Zeit – wie alles, was wir neu lernen. Steinke vergleicht das mit Fahrradfahren oder einem neuen Instrument. Man müsse am besten täglich üben. Auch ist die Hypnose nicht für jeden eine Lösung. Ein Teil der Menschen gilt als hochsuggestibel und kann leicht hypnotisiert werden, ein anderer Teil kann mit etwas Übung in den tranceartigen Zustand der Tiefenentspannung versetzt werden. Doch es gibt auch Menschen, die für Hypnosen nicht zugänglich sind. In welche Gruppe man selbst gehört, spürt man Kathrin Steinke zufolge meist bereits in der ersten Stunde.

Steinke empfiehlt, mit der Behandlung mindestens zwei bis drei Wochen vor der Kinderwunschbehandlung zu beginnen. Patienten sollten zudem täglich zu Hause üben, den Trancezustand zu erreichen. Dafür hat die Therapeutin CDs entworfen und eingesprochen, oder die Frauen nehmen die Übungen während der Stunde mit dem Handy auf. Bei Sitzungen mit der Therapeutin beträgt der Hypnoseteil etwa 15 bis 30 Minuten, je nach Anliegen, vorher wird geredet.

Die Kosten sind dabei ähnlich wie beim Heilpraktiker: Kathrin Steinke veranschlagt rund 70 Euro für eine Einzelstunde und 120 Euro für ein Paartherapie. Die Erstanamnese kostet etwa 130 Euro.

Geschlechtsverkehr nach Plan: Hormonstimulation

Verlassen wir die Welt der alternativen Heilverfahren und wenden uns der hormonellen Stimulation zu. Ich zähle diese dennoch zur sanften Therapie, weil nicht operativ in den Körper eingegriffen wird – und die Behandlung im Normalfall auch einfach so von der Krankenkasse übernommen wird.

Die Idee der Hormonstimulation ist ziemlich einfach: Mithilfe von Medikamenten bekommt der Körper Unterstützung bei dem, was er von alleine nicht schafft. Das kann bedeuten, dass mithilfe eines oder mehrerer Präparate einfach nur ein kleiner Impuls gesetzt werden soll oder dass gleich der gesamte Zyklus stimuliert wird. Manche Frauen brauchen lediglich Unterstützung beim Auslösen des Eisprungs, andere brauchen Hilfe beim Reifen der Eizellen und wieder andere beim Aufbau der Gebärmutterschleimhaut oder beim Einnisten des Embryos. Welches Mittel und welches Hormon dabei gegeben wird, ist von der Einschätzung, Erfahrung und Arbeitsweise des Arztes abhängig. Gerade bei der Vorbereitung zur künstlichen Befruchtung kombinieren manche Praxen mehrere Präparate, weil sie sich so eine höhere Erfolgsquote versprechen.

In diesem Kapitel geht es aber zunächst um die einfache Variante der Hormonstimulation: Der Zyklus wird durch die Gabe von Hormonen so beeinflusst, dass ein bis zwei Follikel reifen – genau so, wie es auch in einem natürlichen Zyklus der Fall wäre. Das Ziel ist, dass ein Paar im Optimalfall pünktlich zum Eisprung Geschlechtsverkehr haben und auf natürlichem Weg schwanger werden kann. Deshalb wird dieses Verfahren, das je nach Praxis »Geschlechtsverkehr nach Plan« (GvnP) oder »Geschlechtsverkehr zum Optimum« (GzO) genannt wird, meist recht früh in der Behandlung angewendet – und wenn bereits bekannt ist, dass eine Hormonstörung die Ursache für die Unfruchtbarkeit ist. Sollte auch der Mann eine Fruchtbarkeitsstörung haben, lohnt sich die Hormontherapie nicht.

Zur Erinnerung: Im weiblichen Zyklus spielen viele Hormone eine Rolle, die wichtigsten will ich hier noch einmal kurz nennen: In der ersten Phase sind das follikelstimulierende Hormon FSH und Östrogene wichtig, weil diese für die Bildung und Reifung der Eizellen verantwortlich sind. Das luteinisierende Hormon LH löst den Eisprung aus, und das Gelbkörperhormon Progesteron versorgt die (befruchtete) Eizelle in der zweiten Zyklushälfte mit Nährstoffen und hilft ihr beim Einnisten.

Clomifen

Eigentlich geht es in diesem Buch nicht um einzelne Medikamente. Aber Clomifen hat sich seinen Platz in der Kinderwunschbehandlung und deshalb auch hier redlich verdient, gilt es doch in vielen Praxen als das erste Mittel der Wahl, vor allem bei Betroffenen mit PCO-Syndrom. Es war auch das erste Medikament, das ich selbst bekommen habe. Wie so oft in diesem Kontext ist der genaue Wirkmechanismus des Arzneimittels nicht ganz klar. Es wird aber sehr zuverlässig dafür eingesetzt, den Eisprung bei Frauen auszulösen, wenn sie wie ich eine Zyklusstörung haben. Aber auch bei Männern wirkt Clomifen auf die Keimdrüsen im Hoden und regt die Hormonproduktion an.

Meine Ärztin beschrieb mir das damals so: Das Clomifen lässt das Gehirn quasi glauben, dass die Patientin in den Wechseljahren ist, in dem es der Hypophyse (Hirnanhangdrüse) einen Mangel an Sexualhormonen vortäuscht. Daraufhin schüttet diese vermehrt LH und FSH aus, um das scheinbar niedrige Level an Sexualhormonen anzuheben. Und das regt wiederum die Eierstöcke an – beziehungsweise beim Mann die Hodenfunktion. Clomifen hat noch einige andere Wirkweisen und wird von manchen Ärzten auch für ganz spezielle Therapieansätze eingesetzt, aber der häufigste ist tatsächlich der beschriebene: Es soll den Zyklus und die Reifung der Eizellen unterstützen und zum Eisprung führen.

Das Medikament wird in der Regel ab dem dritten bis fünften Zyklustag für fünf Tage eingenommen und setzt damit nur einen Impuls, damit der Körper seine Arbeit aufnimmt. Der Arzt kontrolliert die Aktivität der Eierstöcke mittels Ultraschalls engmaschig und beobachtet auch, wie viele Follikel in welcher Geschwindigkeit heranwachsen. Aufgrund dieser Beobachtung empfiehlt er dann, wann der beste Zeitpunkt für Geschlechtsverkehr gekommen ist. Tatsächlich kommt es unter der Einnahme von Clomifen zu einer erhöhten Wahrscheinlichkeit von Mehrlingsschwangerschaften, da durch die Hormongabe auch gerne mehrere Eizellen heranreifen und befruchtet werden könnten.

Da ich ja selbst überhaupt keinen Zyklus hatte, konnte ich jederzeit mit der Einnahme von Clomifen beginnen. Es war das erste Mal nach einem Jahr, dass sich in meinen Eierstöcken überhaupt etwas tat. Das Medikament schaffte es tatsächlich, meinen Zyklus anzuschubsen, und weckte meine Eierstöcke zumindest kurzzeitig aus ihrem Winterschlaf auf. Zwar wuchsen meine Follikel quälend langsam, aber immerhin passierte etwas. Einer konnte sich gegen die anderen durchsetzen, und ich hatte tatsächlich zum ersten Mal nach Jahren wieder einen Eisprung. Ich war ekstatisch! Leider hielt das Gefühl nur eine kurze Zeit an. Natürlich wurde ich beim ersten Versuch nicht sofort schwanger. Ich glaube aber auch, dass unser Timing nicht ganz stimmte, weil meine Ärztin aufgrund meines (bis dahin nicht existenten) Zyklus und langsamen Follikelwachstums nur so ungefähr voraussagen konnte, wann mein Eisprung sein würde. Das war mir aber egal, ich zelebrierte meine Menstruationsblutung regelrecht und begann prompt an Tag vier des Folgezyklus erneut mit der Clomifen-Einnahme. Dieses Mal brauchten die Follikel allerdings noch länger, um auf eine eisprungtaugliche Größe zu reifen, und meine Ärztin bezweifelte, dass es tatsächlich dazu kommen würde. Im dritten Zyklus zeigte das Medikament keine Wirkung mehr. Ich war resistent geworden.

Folgende Nebenwirkungen können bei der Einnahme von Clomifen vorkommen:

▪ Hitzewallungen
▪ Kopfschmerzen
▪ depressive Verstimmungen

- Sehstörungen
- Augenflimmern
- Verdauungsstörungen
- Mehrlingsschwangerschaften
- Überreaktion
- Zystenbildung

Was Sie noch wissen sollten

Recht viele Frauen entwickeln eine Resistenz gegen Clomifen. Es wird aber ohnehin davon abgeraten, das Arzneimittel länger als sechs Monate anzuwenden, weil es sich dann tatsächlich sogar negativ auf den Erfolg der Kinderwunschbehandlung auswirken kann. Da Clomifen ganz allgemein die Produktion von LH und FSH stimuliert, kommt es zu einem erhöhten Spiegel dieser Hormone, was sich negativ auf die Eizellqualität auswirken kann und häufig zu sehr großen Follikeln bis zu drei Zentimetern führen kann. Die antiöstrogene Wirkung des Medikaments – das Vortäuschen der Wechseljahre – kann zudem die Gebärmutterschleimhaut beeinflussen und das Sekret am Gebärmutterhals zähflüssig machen, sodass Spermien es schwerer haben können, in die Gebärmutter vorzudringen.

Hormonspritzen und Zyklusmonitoring

Gerade weil Clomifen so viele Nebenwirkungen und eine recht kurze Halbwertszeit hat, greifen Kinderwunschpraxen in jüngerer Zeit eher auf Hormonspritzen zurück.

Auch bei mir kamen diese ab dem vierten Zyklus zum Einsatz, weil spätestens da klar war, dass der Clomifen-Versuch gescheitert war. Für mich war das ein völlig neues und aufregendes Kapitel meiner Kinderwunschbehandlung, es fühlte sich tatsächlich zum ersten Mal nach einer solchen an. Ich kannte zu dem Zeitpunkt nur eine Freundin, die Hormone in Vorbereitung auf eine Insemination gespritzt hatte – und die gleich schwanger geworden war. Genau das sollte ich nun auch tun.

Meine Oma war Diabetikerin und gegen Ende ihres Lebens auf Hilfe angewiesen. Ich kannte also die Gebrauchsanleitung eines Insulin-Pens. Nach diesem Prinzip funktionierte auch der Applikator, den ich für das stimulierende Hormon bekam, das ich mir fortan täglich subkutan (also unter die Haut) spritzen musste. Das Medikament wird wie eine Patrone in einen Füller eingelegt, dann dreht man oben die gewünschte Menge auf, sticht sich die superdünne Nadel im 90-Grad-Winkel in den Speck (zumindest in meinem Fall) am Bauch und drückt einfach ab. »Einfach« war das aber nicht wirklich, zumindest anfangs nicht. Beim ersten Mal zitterten meine Hände wie Espenlaub. Ich war so nervös, etwas falsch zu machen, und es war für mich ziemlich unnatürlich, mir selbst Schmerzen zuzufügen. Nach zwei Anläufen und zahlreichen Blindversuchen schaffte ich es aber mit zusammengekniffenen Augen und stellte schnell fest: So schlimm ist es tatsächlich nicht, und von Schmerzen kann man dabei auch nicht sprechen.

In den folgenden Monaten wurde ich richtig geschickt und lernte ein paar Tricks dazu: Wenn man vorher eifrig desinfiziert und dabei etwas Druck anwendet, durchblutet das die gewünschte Hautpartie, und der Stoff wird besser aufgenommen – zumindest entstehen nicht so schnell blaue Flecken. Das Gleiche gilt, wenn man nach der Spritze ein paar Minuten die Stelle massiert. In den ersten Wochen sah ich nämlich ziemlich wild aus: ein Gürtel voller blauer Flecken zog sich über meine Körpermitte. Ich trug die Blessuren aber mit Stolz, immerhin wusste ich, wozu das alles gut war. Und mit etwas Übung schaffte ich es irgendwann sogar, täglich zwei Spritzen zu setzen, ohne meinen Bauch in einen gigantischen Streuselkuchen zu verwandeln.

Von den Nebenwirkungen bemerkte ich übrigens nicht viel. Ich muss aber dazusagen, dass ich ohnehin nie unter PMS oder sonstigen hormonellen Verstimmungen gelitten habe. Meine Schmerzen waren immer rein körperlich, und meine Psyche hat sich selbst in der Schwangerschaft von Hormonen nicht beeinflussen lassen. Anderen Frauen geht es da aber ganz anders: Sie berichten von zahlreichen Symptomen vom Blähbauch über Verstopfung bis hin zu Weinkrämpfen in der Öffentlichkeit.

Mit Spritzen alleine ist es bei der Hormonstimulation aber nicht getan. Damit sich all diese Spritzerei auch lohnt und wirklich »Geschlechtsverkehr nach Plan« stattfinden kann, wird die Entwicklung der Follikel regelmäßig im Ultraschall überwacht. Mithilfe dieses Zyklusmonitorings kann der Arzt außerdem feststellen, ob die Dosis richtig eingestellt ist (Wachsen die Follikel schnell genug?), und ausschließen, dass die Eierstöcke durch die Außeneinwirkung überstimuliert werden (Schwellen sie an und werden größer, kommt es zur Zystenbildung).

Bei mir wurde die Dosis einmal tatsächlich etwas erweitert, im nächsten Zyklus dann nach ein paar Tagen wieder etwas heruntergeschraubt. Außerdem habe ich in dem Prozess gelernt, dass die Eierstöcke sich im Normalfall beim Eisprung abwechseln: Mal reift in einem Eierstock ein Follikel heran, mal im anderen. Bei mir ist der linke übrigens schneller und produktiver als der rechte – aber auch da sind alle Frauen verschieden.

Tatsächlich musste ich in den meisten Zyklen nur zehn oder elf Tage spritzen, bis ein Follikel groß genug für den Eisprung war. Zwischendurch gab es aber auch einen Zyklus, der so gar nicht funktioniert hat. Nach 20 Tagen haben wir die Hormongabe abgebrochen, meine Ärztin rechnete nicht mehr mit einem Erfolg. In den anderen Monaten reagierte mein Körper aber vorbildlich auf die Hormonspritzen. Ich suchte alle paar Tage meine Ärztin auf, die im Ultraschall feststellte, wie gut die Follikel gewachsen waren, und damit darauf schließen konnte, wann der Eisprung stattfinden werde. Da bis kurz vor dem erwarteten Eisprung gespritzt wird, konnte sie mir mit dieser Methode recht genau voraussagen, wann mein Mann und ich Sex haben sollten.

Was war mir neu war: Eisprung ist nicht gleich Eisprung, sondern unterscheidet sich in der Qualität. Erst in späteren Versuchen bekam ich, wenn mein Leitfollikel bei über 20 Millimeter angekommen war, eine eisprungauslösende Spritze, um den Zeitpunkt für den Geschlechtsverkehr noch besser eingrenzen zu können.

Was Sie noch wissen sollten

»Geschlechtsverkehr nach Plan« ist bei vielen Post-Pill- und PCOS-Patientinnen ein wirksames Instrument und führt tatsächlich oft zum Erfolg. Normalerweise übernehmen die Krankenkassen die Kosten für die Medikamente einfach so. Es zählt noch nicht zur Kinderwunschbehandlung im klassischen Sinne und wird aus Kostengründen von einigen kleineren Kinderwunschkliniken gar nicht erst angeboten, da diese an der Kassenleistung nicht wirklich etwas verdienen oder sogar draufzahlen. Frauenärzte oder Endokrinologen (die ein anderes Geschäftsmodell haben) bieten die Behandlung aber auch an. Ich war dafür zunächst beim Endokrinologen.

KAPITEL 4
Künstliche Befruchtung

Wenn sanfte oder alternative Therapieformen zum gewünschten Ergebnis führen – nämlich einer Schwangerschaft und hoffentlich auch erfolgreichen Geburt –, ist das natürlich sehr erfreulich und spart meist auch eine Menge Geld und Stress. Im besten Fall lernt man etwas über sich selbst oder gewöhnt sich ungesunde Angewohnheiten wie das Rauchen ab. Leider funktioniert es manchmal aber trotzdem nicht mit der Erfüllung des Kinderwunsches, und die Betroffenen landen am Ende dann doch auf dem Behandlungsstuhl einer Kinderwunschpraxis. Und manchmal ist in diesem Fall immer öfter. Seit Jahren steigt die Zahl der Behandlungen in Kinderwunschpraxen. 64 831 Behandlungen zur künstlichen Befruchtung wurden in Deutschland im Jahr 2015 laut Deutschem IVF-Register durchgeführt, 2016 waren es bereits knapp 1000 mehr. In Österreich wurden im Jahr 2016 6633 Paare behandelt, etwa 11 Prozent mehr als im Vorjahr, wie das dortige IVF-Register mitteilt. Auch in der Schweiz werden immer mehr Frauen behandelt. Waren es 2002 noch etwa 3400 Frauen, so ließen sich 2015 laut Bundesamt für Statistik 6055 Frauen behandeln, zwei Drittel davon brachten auch ein Kind zur Welt.

In den meisten Ländern ist per Gesetz ganz genau geregelt, welche reproduktionsmedizinischen Maßnahmen durchgeführt werden dürfen. Dabei sind die Gesetze hierzulande deutlich strenger als beispielsweise in den USA, Großbritannien oder Spanien. Auch in Österreich und der Schweiz sind die Bedingungen etwas lockerer, decken sich aber im Großen und Ganzen mit denen in Deutschland. So ist in Österreich beispielsweise die Eizellspende erlaubt, zudem bekommen auch lesbische Paare eine finanzielle Unterstützung vom Staat. Die Schweiz erlaubt ein Präimplantationsscreening der Embroynen, die Behandlung ist dort zudem in der Regel eine Kassenleistung. Auf die Rechtslage und finanzielle Unterstützung in Deutschland, Österreich und der Schweiz und auf Alternativen im Ausland gehe ich in Kapitel 5 noch ausführlich ein. Denn natürlich steht es jedem frei, zur Behandlung in ein eher liberales Land zu gehen. Die stetig wachsende Zahl der Behandlungen in deutschen Zentren spricht aber dafür, dass die Reproduktionsmedizin im Inland für die meisten Paare doch genügend Möglichkeiten bietet.

Ein bisschen Nachhilfe: IUI

Die Samenübertragung, oder, wie sie im Fachjargon heißt, intrauterine Insemination (IUI), ist tatsächlich eher eine assistierte Befruchtung als eine künstliche. Sie ist die am wenigsten invasive und zugleich einfachste Form der künstlichen Befruchtung, denn die Eizellen der Mutter bleiben dabei unangetastet, es werden lediglich die Samenzellen an Ort und Stelle transportiert. In einem Satz: Das aufbereitete männliche Sperma wird bei der Insemination etwa zum Zeitpunkt des Eisprungs der Frau oder kurz danach mithilfe eines Katheters in die Gebärmutterhöhle übertragen, es findet also kein Geschlechtsverkehr statt.

Es gibt verschiedene Gründe für eine Insemination:

- Kohabitationsstörungen, also Schwierigkeiten beim Geschlechtsverkehr (psychologische Ursachen, »trockener« Samenerguss, erektile Dysfunktion)
- Samenspende wegen Unfruchtbarkeit oder bei alleinstehenden und homosexuellen Frauen
- verminderte Anzahl funktionstüchtiger Spermien (Oligospermie)
- Störungen im Gebärmutterhalskanal der Frau
- »feindliche« Beschaffenheit des Zervixschleims der Frau

Dabei unterscheidet man verschiedene Arten der Samenübertragung: Wenn die eigenen Spermien des Partners verwendet werden, wird das »homologe Insemination« genannt, bei der Verwendung von Spendersamen spricht man von einer »donogenen (oder heterogenen) Insemination«. Zudem gibt es noch eine Sonderform der Samenübertragung, wenn die Spermien statt in die Gebärmutterhöhle direkt in die Eileiter gespritzt werden. Bei der intratubaren Insemination (ITI) müssen die Samenzellen einen kürzeren Weg bis zur Eizelle zurücklegen, deshalb wird diese Alternative vor allem bei Paaren angewendet, wenn die Spermienanzahl oder -beweglichkeit eingeschränkt ist.

Es gibt noch eine dritte Methode, bei der Frauen die Spermien mithilfe einer Kappe oder eines Bechers vor dem Muttermund platzieren. Da diese sogenannte Kappeninsemination oder auch »Bechermethode« aber wenig erfolgversprechend ist, wird sie nur selten angewendet, höchstens im Hausgebrauch. In Kinderwunschzentren kommt diese Art der Insemination nicht zum Einsatz.

Doch mit der bloßen Übertragung der Samenzellen ist es bei einer reproduktionsmedizinischen Insemination noch nicht getan. Zwar wird diese Behandlung meist dann empfohlen, wenn die Ursache der Unfruchtbarkeit beim Mann liegt, aber auch die Frau spielt eine bedeutende Rolle und muss sich deshalb entsprechend auf den Transfer vorbereiten. Das kann mit oder ohne hormonelle Unterstützung passieren. Selbst wenn die IUI im natürlichen Zyklus einer Frau, also ohne die Einnahme von Hormonen, stattfindet, muss diese zumindest ab dem achten Zyklustag regelmäßig zur Ultraschalluntersuchung und Blutkontrolle, damit der Arzt den Zyklus entsprechend überwachen und den besten Zeitpunkt für die Übertragung bestimmen kann. Eine solche Insemination im natürlichen Zyklus ist weitaus preiswerter als eine mit Hormonstimulation, da keine Kosten für Medikamente anfallen. Allerdings setzt sie eine hohe Flexibilität der Patienten und der Klinik voraus, da der Körper eben selbst bestimmt, wann der Zeitpunkt zum Eisprung gekommen ist. Nicht alle Kliniken bieten eine Insemination im natürlichen Zyklus an, sondern raten eher dazu, den Zyklus zu stimulieren. Eine unterstützende Hormonbehandlung erhöht zudem die Schwangerschaftsraten deutlich.

Deshalb wird die Behandlung inzwischen fast immer durch die Gabe von Hormonen in Tablettenform (Clomifen), häufiger aber durch Spritzen unterstützt. Da möglichst nur ein bis zwei Follikel reifen sollen, sind die Hormone ähnlich niedrig dosiert wie bei der Hormonstimulation für Geschlechtsverkehr nach Plan. Die Frau spritzt also ab dem zweiten oder dritten Zyklustag für einige Zeit ein follikelstimulierendes Hormon. Die Eireifung überwacht der Arzt ebenfalls via Ultraschall und Blutuntersuchungen. Wenn ein Follikel mindestens 18 bis 20 Millimeter groß ist, kann der Eisprung gezielt ausgelöst werden. Die Insemination findet dann etwa 32 bis 36 Stunden später statt. Der Mann gibt für den Transfer in der Regel eine frische Spermienprobe ab, die vom Kinderwunschzentrum untersucht und präpariert wird. Das Sperma wird dafür im Labor mit einer speziellen Flüssigkeit vermischt und zentrifugiert, um die Samenzellen von der Samenflüssigkeit zu trennen. Zudem sucht das Labor die besten Samenzellen heraus und überträgt diese dann mit einem dünnen Schlauch – dem schon erwähnten Katheter – direkt in die Gebärmutter. Natürlich kann auch kryokonserviertes – also tiefgefrorenes – Sperma, das rechtzeitig aufgetaut wird, verwendet werden. Manche Ärzte verschreiben Frauen nach der Samenübertragung zudem das Gelbkörperhormon Progesteron, um die Einnistung zu unterstützen.

Sabrina L. und ihr Freund Max W. haben bereits vor über drei Jahren die Verhütung eingestellt, sie »wollten mal schauen, ob und wie schnell etwas passiert«. Doch die Zeit verging, und pünktlich auf die Uhr setzte alle 29 Tage Sabrinas Menstruationsblutung ein. Das war zunächst okay, es war aufregend, zu wissen, dass es jederzeit passieren könnte. Die beiden planten Urlaub um Urlaub. Nach anderthalb Jahren wurde Sabrina dann aber unruhig. Stimmte mit ihr vielleicht etwas nicht? Im Rahmen ihres jährlichen Kontrolltermins beim Frauenarzt sprach sie das Thema an. Die Ärztin untersuchte ihre Blutwerte, sah sich über Ultraschall ihre inneren Organe an und gab erst mal Entwarnung. Vielleicht sollte Max sich mal untersuchen lassen? Der war zunächst skeptisch. Er war 31 und hatte »nie irgendwas gehabt«. Außerdem hatte er bereits einen Sohn aus einer früheren Beziehung. Trotzdem willigte er ein und ging für ein Spermiogramm zum Urologen. Die ernüchternde Diagnose: eingeschränkte Mobilität seiner Samenzellen. »Das war wie ein Schlag ins Gesicht für Max«, erzählt Sabrina. Sie ließ sich nicht entmutigen und überredete ihn dazu, in die Kinderwunschpraxis zu gehen. »Es gibt doch so viele Möglichkeiten heute, ich bin sicher, wir werden unser Wunschkind bekommen.« Da die beiden nicht verheiratet waren, die Krankenkasse sich also nicht an den Kosten beteiligen wollte und sie kurz zuvor eine Wohnung in Hamburg gekauft hatten, entschieden sie sich zunächst für eine Samenübertragung. »Die Ärzte sagten uns, dass es klappen könnte, weil noch einige bewegliche Samenzellen in Max' Spermienprobe waren. Außerdem werden die ja dann im Labor auch noch ein bisschen gepimpt«, beschreibt Sabrina ihre Hoffnung. Die blieb allerdings unerfüllt. Drei Versuche gaben sich die beiden, zunächst ohne Hormonstimulation, dann mit. Jetzt legen sie gerade Geld für eine künstliche Befruchtung zur Seite und hoffen, dass diese im nächsten Jahr mehr Erfolg bringt. Aufgeben kommt für Sabrina nicht in Frage. »Und wer weiß, vielleicht geschieht ja ein kleines Wunder, und es klappt inzwischen so.«

Was Sie noch wissen sollten

Der Mann sollte vor der Insemination genau wie vor einem Spermiogramm eine Karenzzeit von mindestens drei Tagen einhalten. Das heißt, dass er wenige Tage vor der Spermienabgabe weder Geschlechtsverkehr haben noch masturbieren sollte, um für die Samenübertragung eine möglichst gute Qualität an Spermien anbieten zu können.

Die Erfolgsquote einer Schwangerschaft nach Insemination hängt stark vom Alter und den körperlichen Voraussetzungen der Frau ab, aber auch von der Anzahl befruchtungsfähiger Samenzellen des Mannes, und wird mit etwa fünf bis 15 Prozent pro Versuch angegeben, wobei die Chancen nach einer Hormonstimulation der Frau höher sind. Einer Studie der Universität Bonn zufolge nimmt die Chance einer Befruchtung nach den ersten drei Versuchen allerdings ab. Wird der Zyklus durch hormonelle Stimulation unterstützt, steigt das Risiko einer Mehrlingsschwangerschaft um etwa 20 Prozent. Oft entscheiden sich Paare mit unerfülltem Kinderwunsch aus finanziellen Gründen zunächst für eine IUI, die Methode ist deutlich günstiger als IVF- und ICSI-Behandlungen. Wenn der Erfolg allerdings ausbleibt, raten Kinderwunschpraxen dazu, es mit einer IVF oder ICSI zu versuchen.

Die Mär von »Retortenbabys«: In-vitro-Fertilisation

Als 1978 in Großbritannien mit Louise Brown das erste Kind zur Welt kam, das im Reagenzglas, also »in vitro« (lateinisch für »im Glas«) gezeugt worden war, gab es einen kleinen Aufschrei. Die kleine Louise wurde über Nacht berühmt, aber zugleich als »Retortenbaby« verschrien, Endzeitpropheten sagten bereits eine Zukunft voraus, in der Babys auf Bestellung im Labor »gezüchtet« werden würden. Geschlechtsverkehr würde nicht mehr nötig sein – zumindest nicht für die Fortpflanzung. Natürlich ist es so nicht gekommen. Zwar sind laut dem Deutschen IVF-Register (DIR) seither weltweit über fünf Millionen Kinder nach In-vitro-Fertilisation (IVF) geboren worden, im Vergleich zu natürlichen Befruchtungen ist das aber verschwindend wenig. In Deutschland haben im Jahr 2015 insgesamt 737575 Kinder das Licht der Welt erblickt, nur 2,4 Prozent davon wurden über eine IVF gezeugt, nämlich 20949 Kinder. Und eine davon ist meine Tochter. Ich erinnere mich noch genau an den Anruf aus der Kinderwunschpraxis irgendwann im Frühjahr 2016, weil sie für die Statistik wissen wollten, ob aus meiner Schwangerschaft denn ein gesundes Kind geboren worden sei und welches Geschlecht es habe. Voller Stolz berichtete ich von meiner Tochter, und ich bin heute noch stolz, mit meinem »Retortenbaby« ein Teil dieser Statistik zu sein.

Seit den 1980er-Jahren und dem Durchbruch der künstlichen Befruchtung ist medizinisch gesehen viel passiert: Verfahren und Methodik sind besser geworden, auch die Laborbedingungen und die Technik. Jedes Jahr kommen mehr Kinder, die im Reagenzglas gezeugt wurden, zur Welt. Alleine von 2014 bis 2016 waren es jeweils etwa 1000 Kinder mehr in Deutschland. Gleichzeitig nimmt die Zahl der Mehrlingsschwangerschaften ab, weil dank verbesserter Verfahren und Brutbedingungen weniger Embryonen pro Versuch übertragen werden.

Insgesamt kann man sagen: In-vitro-Fertilisation ist heute nichts mehr, wofür man sich schämen muss. Nicht, dass es das meiner Meinung nach jemals gewesen wäre. Aber ein gewisses gesellschaftliches Stigma haftete der künstlichen Befruchtung leider viel zu lang an; man hat einfach nicht darüber geredet, wenn es nicht natürlich klappte. Auch wenn heute noch immer ein Großteil der Paare mit unerfülltem Kinderwunsch auf reproduktionsmedizinische Verfahren verzichtet, ist die gesellschaftliche Akzeptanz zum Glück viel besser geworden. Als meine Tochter gerade sechs Wochen alt war, ging ich mit ihr zur Babymassage. Der Kurs war klein, wir waren nur drei Mütter mit ihren Töchtern. Irgendwann erwähnte ich, dass mein Kind das Produkt einer künstlichen Befruchtung sei. Zu meiner Überraschung antworteten die beiden Frauen beinahe zeitgleich:»Meines auch.«

Wer von künstlicher Befruchtung spricht, meint damit meist In-vitro-Fertilisation. Das Verfahren geht noch einen

Schritt weiter als die Insemination, weil auch die Eizellen der Frau entnommen werden und die Befruchtung mit den Samenzellen außerhalb des Körpers stattfindet. Bei der Insemination erhalten die Spermien lediglich eine Starthilfe und werden dann auf ihren Weg geschickt. Sie müssen aber immer noch eine gewisse Strecke zurücklegen und die Eizelle selbst finden, bevor eine von ihnen hoffentlich die Zellwand durchbrechen und in die Eizelle eindringen kann. Dabei sind etliche Faktoren ungewiss, weshalb die Schwangerschaftsraten nach einer Insemination sogar geringer sind als auf natürlichem Weg.

Bei der IVF wird dagegen wesentlich weniger dem Zufall überlassen: Eizelle und Sperma werden entnommen und außerhalb des Körpers in der Petrischale zusammengebracht. Die Spermienzellen müssen sich also wesentlich weniger bewegen, um ans Ziel zu kommen. Zudem werden meist mehrere Eizellen in die Nährlösung mit den Samenzellen gegeben, was die Chancen abermals vergrößert, dass es zur erfolgreichen Befruchtung und Entwicklung einer Eizelle kommt. Nach einigen Tagen wird die so befruchtete Eizelle dann mithilfe eines Katheters direkt in die Gebärmutter eingesetzt, wo sie sich nur noch einnisten muss. Und auch dieser Prozess kann mit der Gabe von Hormonen und anderen Methoden zusätzlich begünstigt werden. Mit einer IVF umgehen die Mediziner im Labor also einige »natürliche Schritte« und können so auch Menschen zu einer Schwangerschaft verhelfen, bei denen es auf die altmodische Art und Weise nicht klappen würde.

Gründe für eine In-vitro-Fertilisation:
▬ Verschluss der Eileiter der Frau
▬ Alter der Frau
▬ eingeschränkte Samenqualität des Mannes
▬ Misserfolg anderer Behandlungen

Eine IVF-Behandlung dauert meist einige Wochen und besteht aus einer Reihe einzelner Prozesse: Hormonstimulation mit Überwachung des Follikelwachstums, Auslösen des Eisprungs, Punktion der Eierstöcke zur Gewinnung der Eizellen, Überprüfung der Spermien, Befruchtung der Eizellen im Labor, Embryonenkultur und Transfer des Embryos.

Eizellreifung und Punktion

Fast immer beginnt eine In-vitro-Fertilisation mit der Hormonbehandlung der Frau. Nur in Ausnahmefällen wird darauf verzichtet, wenn die Frau zum Beispiel nicht oder nur schlecht auf die Gabe von Hormonen reagiert. Um jedoch die Erfolgsaussichten zu erhöhen, zielen die Ärzte in der Regel darauf ab, dass in den Eierstöcken deutlich mehr als eine Eizelle heranreift, was eigentlich nur passiert, wenn zusätzlich Hormone verabreicht werden. Um die optimale Zahl von etwa zehn bis 15 Eibläschen heranwachsen zu lassen, bekommen Frauen etwa 150 bis 225 Einheiten des Hormons FSH am Tag gespritzt.

Kinderwunschpraxen halten sich bei der Hormonstimulation dabei an eines von mehreren Protokollen, die den zeitlichen Ablauf und die Art der Hormongabe bestimmen: Am häufigsten kommt das »lange Protokoll« mit vorhergehender Downregulierung zum Einsatz. Die Frau bekommt ab dem 21. Zyklustag im letzten Zyklus einmalig eine Depotspritze oder fortlaufend ein Nasenspray mit dem Hormon GnRH (Gonadotropin Releasing Hormon), das die Hirnanhangdrüse hemmt, um die Hormonausschüttung von LH, FSH und Östradiol zu unterdrücken. Das nennt man »Downregulierung«. Nach Eintreten der Regelblutung, manchmal auch erst nach 14 Tagen, beginnt die Frau dann mit der Stimulation der Eierstöcke durch FSH-Spritzen. Nach acht bis zehn Tagen wird der Eisprung ausgelöst, es kommt zur Punktion der Eierstöcke, wobei die Eizellen vaginal und unter Ultraschallüberwachung mit einer Punktionsnadel direkt aus den reifen Follikeln gewonnen werden. Ab dem Zeitpunkt der Punktion nimmt die Frau zusätzlich das Gelbkörperhormon Progesteron als Creme oder Zäpfchen, um die Einnistung zu fördern.

Beim »kurzen Protokoll« oder auch »Antagonistenprotokoll« gibt es keine vorherige Downregulierung, stattdessen beginnt die Frau am Anfang eines neuen Zyklus (etwa an Tag drei) damit, direkt FSH und zusätzlich ab einem bestimmten Zeitpunkt einen GnRH-Antagonisten zum Verhindern des Eisprungs zu spritzen. Das dient einerseits dazu, den Eisprung kontrolliert herbeizuführen, andererseits wäre ein versehentlich verfrühter Eisprung bei zahlreichen reifen Eizellen ein zu großes Risiko für die Frau und für eine Mehrlingsschwangerschaft. Zudem müsste der IVF-Zyklus dann abgebrochen werden, die Stimulation wäre umsonst. Stattdessen wird der Eisprung ebenfalls mithilfe von Hormonen ganz gezielt ausgelöst: Wenn die Follikel etwa 20 Millimeter erreicht haben – was ebenfalls nach acht bis zehn Tagen der Fall sein sollte –, wird der Antagonist abgesetzt und der Eisprung mit der einmaligen Gabe des Hormons hCG herbeigeführt. Dann geht es weiter wie beim langen Protokoll – nach 36 Stunden Punktion der Eierstöcke, Befruchtung im Reagenzglas, Transfer und die Gabe von Progesteron zur Unterstützung der Einnistung. Das Antagonistenprotokoll wird vor allem bei Frauen mit PCO-Syndrom und »Low Respondern«, die schlecht auf die Medikamente ansprechen, verwendet. Im Normalfall entscheidet der Arzt, welches Protokoll und welche Medikamente zum Einsatz kommen. Zu Beginn jeder Behandlung bekommt man übrigens im Kinderwunschzentrum einen genauen Behandlungsplan, auf dem steht, wann wie viel von welchem Medikament gespritzt werden soll, wann die nächste Kontrolluntersuchung beim Arzt ist, wie groß die Follikel zu dem Zeitpunkt sind, wann die Auslösespritze für den Eisprung gesetzt wird und wann der Termin für die Punktion ist.

Ich habe mir meinen Plan immer an den Kühlschrank gehängt, um möglichst einen Überblick zu haben. Zur Vorbereitung auf die IVF habe ich zum Beispiel ein anderes Medikament gespritzt als bei der vorherigen Zyklusstimulation. Das hat den Prozess deutlich verkompliziert: Das Hormonpräparat kam nicht fertig gemischt in einem Pen, sondern ich musste selbst eine Flüssigkeit in eine handelsübliche Spritze aufziehen, mit einem Pulver mischen und diese Mischung dann noch einmal aufziehen. Dann habe ich die Kanüle gewechselt und mir diese sehr viel längere und dickere Nadel als beim Pen in den Bauch gestochen. Für dieses Zubehör habe ich immer ein kleines Täschchen mit mir herumgetragen und mich ein bisschen wie ein Fixer gefühlt, wenn ich irgendwo verschämt im Auto oder an einem anderen unpassenden Ort meine Spritze aufziehen musste. Denn die Einnahme sollte jeden Tag zur gleichen Zeit erfolgen – bei mir war das gegen 18 Uhr. Zusätzlich habe ich jeden Morgen um sechs Uhr den Antagonisten gespritzt, der den Eisprung verhindert hat.

Alle paar Tage bin ich ins Kinderwunschzentrum gefahren, und meine Ärztin hat im Ultraschall die Follikelreifung kontrolliert. Als geschätzt acht bis zehn Follikel eine Größe von etwa 18 Millimetern erreicht hatten, musste ich die Auslösespritze setzen – und hatte dann anderthalb Tage Pause vom Spritzen. Was für eine Wohltat! Ich war etwas besorgt, weil acht Follikel mir recht wenig vorkam, hatte ich doch von anderen Frauen gehört, dass sie bis zu 30 Follikel ausgebildet hatten. Das hängt aber tatsächlich von der Frau ab. Zu viele Follikel sprechen oft für eine schlechte Qualität oder eine Überstimulation, zu wenige bergen das Risiko, dass die Eibläschen leer sind und keine Eizellen gewonnen werden können. Dann muss der Versuch abgebrochen werden. Meine acht Follikel waren also im unteren Normalbereich, als Optimum gelten zehn bis 15 Eibläschen.

Pünktlich 36 Stunden nach der Auslösespritze am Sonntagabend um 21:30 Uhr fanden wir uns also an einem kalten Dienstagvormittag im Kinderwunschzentrum ein. Ich hatte bereits beim letzten Termin mit einem Anästhesisten gesprochen, der meine Narkose vorbereiten sollte. Nervös war ich nicht. Ich erinnere mich nicht mehr genau an den Ablauf – die Drogen –, aber ich hatte eine Chipkarte bekommen, auf die meine Patientennummer gedruckt war. Mein Mann hatte auch so eine Karte, die er dann gemeinsam mit seiner Samenprobe abgeben musste. Meine Chipkarte musste ich in einen kleinen Automaten neben dem OP stecken. So sollte gewährleistet werden, dass meine Eizellen auf jeden Fall ausschließlich mit den Samenzellen meines Mannes befruchtet werden und keine Verwechslung im Labor stattfinden kann.

Während ich also auf meine Punktion wartete, wurde mein Mann für eine frische Spermienprobe abgeholt, die im Labor gleich auf Dichte, Beweglichkeit, Form und mögliche Infektionen untersucht und dann aufbereitet wurde. Ich wurde in einen Operationssaal mit einem Gynäkologenstuhl geführt, meldete mich mittels meiner Chipkarte an und wurde in den Tiefschlaf versetzt. Als ich wieder aufwachte, war mein Mann schon bei mir, zurück im Warteraum, wo ich mich von der Narkose erholen konnte. Mir wurde gesagt, dass die Prozedur keine zehn Minuten gedauert habe. Nach etwa einer Stunde zog ich mich an, und wir gingen wieder nach Hause. Eigentlich hatte ich geplant, am nächsten Tag arbeiten zu gehen. In der Praxis legten sie mir aber nahe, mich einige Tage krankschreiben zu lassen, was sich als gute Wahl herausgestellt hat. Ich war ziemlich schlapp nach dem Eingriff, hatte leichte Blutungen und ein heftiges Ziehen im Unterleib – wie während meiner Periodenschmerzen.

Das liegt daran, dass die Punktion tatsächlich eine richtige OP ist. Durch die Scheide sticht der Arzt mit einer feinen Nadel in die Eierstöcke und entnimmt aus den gereiften Eibläschen die Eizellen. Mittels Ultraschall wird die Prozedur am Bildschirm verfolgt, damit er sieht, welche Follikel er punktieren muss. Nicht in jedem reifen Follikel ist auch eine Eizelle enthalten, das kann der Arzt aber erst bei der Punktion sehen. In meinem Fall konnten aus sieben reifen Follikeln fünf Eizellen gewonnen werden.

Embryonenauswahl und -transfer

Die entnommenen Eizellen kommen dann ins Labor im Kinderwunschzentrum und werden dort im Reagenzglas in eine Nährlösung gelegt. Auch die frischen oder aufgetauten und aufbereiteten Samenzellen des Mannes kommen dazu. Im Fall einer klassischen In-vitro-Behandlung werden Samen- und Eizellen nun zur Befruchtung sich selbst überlassen und in einen Brutschrank gegeben.

Nach etwa einem Tag kann man unter dem Mikroskop erkennen, ob ein Spermium in die Eizelle eingedrungen ist, sie also befruchtet hat. Die Zelle besteht dann aus zwei »Vorkernen«, die das Erbmaterial von Eizelle und Spermium enthalten. Nach dem Embryonenschutzgesetz muss bereits in diesem Stadium festgelegt werden, welche befruchteten Eizellen später übertragen werden und zur weiteren Kultur in den Brutschrank kommen, da eine standardmäßige Selektion von Embryonen per Gesetz zumindest in Deutschland und Österreich untersagt ist und nur unter bestimmten Voraussetzungen trotzdem erfolgen kann. In diesem Vorkern- oder Pro-Nucleus-Stadium (PN) sind die Zellkerne noch nicht miteinander verschmolzen, sodass es sich dabei nach deutscher Rechtsprechung noch nicht um einen Embryo handelt. In Deutschland, Österreich und der Schweiz dürfen maximal drei Embryonen übertragen werden, die übrigen werden eingefroren oder vernichtet.

In den folgenden Tagen entwickelt sich die Zelle im Brutschrank aus diesem Vorkernstadium zunächst zu einem Mehrzeller (Tag zwei bis drei), dann zu einer Morula (Tag drei bis vier) und weiter zur Blastozyste (Tag fünf). Ärzte und Laborassistenten kontrollieren den Fortschritt und die Entwicklung des Embryos regelmäßig, um den Zeitpunkt für den Transfer auswählen zu können, der frühestens nach zwei, spätestens aber nach sechs Tagen im Blastozystenstadium stattfindet.

Welche Embryonen für den Transfer ausgewählt werden, hängt von ihrer Entwicklung ab. Aus ihr ergibt sich die Qualität des Embryos, die in einem speziellen Schema ausgewiesen wird, dem »Embryograding« oder »Embryoscore«: Die Bewertung hängt vom Aussehen des Embryos unter dem Mikroskop ab und korreliert mit der Fähigkeit zu seiner Einnistung. Ein Embryo, der am dritten Tag nach der Befruchtung das Achtzellerstadium erreicht und schön gleichmäßig ausgeformte Zellen (Blastomeren) hat, die alle etwa gleich groß sind, ist ein Top-Level-Embryo des Grades »A«, im englischsprachigen Raum eine »1«. Je nach Ausmaß der Fragmentierung und

Gleichmäßigkeit der Zellkerne gibt es eine Abstufung bis Grad »D«. Fragmentierung heißt in dem Fall, dass neben den Blastomeren auch kleinere »Streusel« zu erkennen sind. Die Ursache für eine Fragmentierung ist unklar, Alter könnte dabei eine Rolle spielen. Sicher ist aber, dass mehr Fragmente auch mit einer schlechteren Qualität und Überlebenschance des Embryos zusammenhängen. Ein »perfekter« Embryo ist übrigens noch keine Garantie für eine Schwangerschaft. Auch mit einem B- oder C-Grading kann man schwanger werden. Das Scoring dient lediglich der Auswahl der Embryonen für die Übertragung.

Qualitätsbewertung eines Embryos etwa drei Tage nach Befruchtung

Score	Bedeutung/Aussehen
1. Grad »A«	keine Fragmente, regelmäßig geformte und gleichmäßig große Zellen
2. Grad »B«	leichte Fragmentierung oder ungleichmäßig große Zellen
3. Grad »C«	gleichmäßige oder auch irreguläre Zellen mit vielen Fragmentierungen
4. Grad »D«	mehr als 50 Prozent Fragmente, Zellen sind als solche kaum erkennbar

Übrigens wenden nicht alle Praxen dieses Scoring an. Mir wurde damals nur mitgeteilt, dass sich von meinen fünf Eizellen vier haben befruchten lassen. Eine entwickelte sich dann zu schnell zum Mehrzeller weiter, was auf eine hohe Fragmentierung und damit auf eine mangelnde Qualität schließen lässt. Eine weitere war zu langsam in der Entwicklung und deutlich hinter den beiden letzten zurück, die an Tag drei nahezu perfekte Achtzeller waren und gerade dabei waren, zur Morula zu verschmelzen. Diese beiden Embryonen wurden mir also drei Tage nach der Punktion wieder eingesetzt.

Es ist auch möglich, länger zu warten und erst am fünften Tag Embryonen im fortgeschrittenen Blastozystenstadium einzusetzen. Das Verfahren wird aber erst seit einigen Jahren angewendet, was unter anderem an den verbesserten Zellkulturmedien und Bedingungen im Brutschrank liegt, die noch nicht so lange verfügbar sind. In Deutschland und der Schweiz dürfen maximal drei befruchtete Eizellen in die Blastozystenkultur gegeben werden. Welche das sind, müssen die Ärzte bereits am ersten Tag nach der Befruchtung im Vorkernstadium entscheiden. In Österreich ist dagegen erlaubt, dass alle Eizellen, die befruchtet werden konnten, auch bis zur Blastozyste kultiviert werden. Damit unterscheidet sich Österreich in diesem Punkt deutlich von anderen Ländern.

Der Blastozystentransfer hat bestimmte Vorteile und einen großen Nachteil: Die meisten Kinderwunschzentren lassen sich die längere Brutzeit teuer bezahlen. Dafür gelten Embryonen, die sich zur Blastozyste entwickelt haben, als widerstandsfähiger und haben eine höhere Einnistungsrate. Das liegt daran, dass sich im Schnitt nur 20 bis 30 Prozent der befruchteten Eizellen überhaupt so weit entwickeln. Der zweite große Vorteil ist der Zeitpunkt des Transfers: Bei einer natürlichen Schwangerschaft erreicht der Embryo erst etwa am fünften Tag die Gebärmutterhöhle und nistet sich dann dort ein. Mediziner gehen deshalb davon aus, dass an diesem Tag die Gebärmutterschleimhaut besonders empfänglich ist. Blastozysten werden also eigentlich zum richtigen Zeitpunkt eingesetzt, Mehrzeller eher ein wenig zu früh. Auf die Relevanz des Befruchtungszeitpunktes gehe ich aber gleich noch ein.

Der Transfer selbst birgt für die Frau nur ein minimales Risiko. Sie kann zur Vorbereitung ein Medikament nehmen, das die Gebärmuttermuskulatur entspannt. Dann werden die

Embryonen mit einem Katheter vorsichtig über die Scheide in die Gebärmutterhöhle geschoben. Das ist für die Frau völlig schmerzfrei.

In den folgenden Tagen schonen sich viele Frauen, früher wurde vom Arzt sogar Bettruhe verordnet. Das gilt heute nicht mehr. Die Ärzte raten stattdessen dazu, zum ganz normalen Alltagsleben zurückzukehren, aber auf Genussmittel wie Alkohol und Nikotin und auf Extremsport zu verzichten. Ich war tatsächlich etwa eine Woche nach der Punktion und vier Tage nach dem Transfer meiner beiden Embryonen im Wald laufen. Ich hatte Lust darauf und ließ es langsam angehen. Allerdings habe ich nach einigen Kilometern abgebrochen, weil ich ein Ziehen im Unterleib gespürt habe und dann doch Angst bekommen habe. Das können aber auch die Nachwirkungen der Punktion gewesen sein. Geschadet hat es mir jedenfalls nicht.

Was Sie noch wissen sollten

Wie viele Embryonen übertragen werden, entscheiden Praxis und Patient meist gemeinsam. Wie bereits erwähnt, dürfen nicht mehr als drei befruchtete Eizellen bei der Frau eingesetzt werden, um das Risiko einer Mehrlingsschwangerschaft, die sowohl für die Mutter wie auch die Babys eine gewisse Gefahr darstellt und als Risikoschwangerschaft gilt, zu minimieren. Bei drei eingesetzten Embryonen ist die Wahrscheinlichkeit einer Zwillingsschwangerschaft bereits bei 27 Prozent. In bis zu vier Prozent ist sogar mit einer Drillingsschwangerschaft zu rechnen. In vielen Praxen gilt deshalb eine Regel: Ist die Frau unter 35 Jahre alt, werden nur zwei Embryonen eingesetzt, ab 35 Jahre können auch drei übertragen werden. In liberaleren Ländern wie Spanien oder den USA, wo eine Selektion von Embryonen und eine genetische Diagnostik erlaubt sind, geht der Trend mehr und mehr zum sogenannten Single Embryo Transfer. Es wird also nur eine Eizelle wieder eingesetzt, der die Ärzte die besten Einnistungschancen geben. So konnte die Zahl der Mehrlingsschwangerschaften laut Europäischem IVF-Register bereits reduziert werden. In Deutschland werden aber nach wie vor oft zwei oder sogar drei Eizellen übertragen, um Schwangerschaftsraten von 30 bis 35 Prozent erreichen zu können. Dabei legt die Statistik eigentlich sogar nahe, dass die Chancen bei mehr transferierten Embryonen nicht maßgeblich höher werden, wie das Deutsche IVF-Register in seinem Jahrbuch betont.

Alter der Frau	Anzahl Embryonen	Wahrscheinlichkeit einer Schwangerschaft	Mehrlings-schwangerschaft
< 30 Jahre	1	35 bis 47 Prozent	-
	2	44 Prozent, bei Blastozystentransfer +7 Prozent	22 Prozent
	3	34 Prozent	27 Prozent Zwillinge 4 Prozent Drillinge
30 bis 34 Jahre	1	38,5 Prozent	-
	2	40,3 Prozent	
	3	37 Prozent	
35 bis 40 Jahre	2	28 Prozent	22 Prozent Zwillinge
	3	30 Prozent	

Schwangerschaftsrate nach IVF und ICSI

Die Risiken der künstlichen Befruchtung

Ein Thema, über das niemand gerne spricht, das aber trotz allem relevant ist und hier deshalb nicht fehlen darf: Fehlgeburten und Fehlbildungen nach künstlicher Befruchtung kommen vor, und zwar je nach Studie sogar etwas häufiger als bei einer natürlichen Zeugung. Für Wellen hat im Jahr 2008 eine im renommierten Fachmagazin *Human Reproduction* veröffentlichte Studie des Center for Disease Control in Atlanta geführt, wonach Babys nach IVF doppelt so häufig unter Fehlbildungen wie Lippenspalten und Herzfehlern litten als natürlich gezeugte (2,4 Prozent zu 1,1 Prozent der Kinder). Damals wurde allerdings schnell klargestellt, dass die Studie eine sehr kleine Datenmenge verwendet hatte. 2012 erschien im *New England Journal of Medicine* eine Studie, die ganze 309 000 Babys umfasste. Zwar treten auch danach bei im Labor gezeugten Babys häufiger Defekte auf, nämlich bei 8,3 Prozent der Babys im Vergleich zu 5,8 Prozent allgemeiner Fehlbildungsquote. Die Autoren legen allerdings nahe, dass das nicht unbedingt an der Reproduktionsmedizin liegt, sondern eher an einer genetischen Veranlagung der Eltern – die natürlich wiederum Ursache für die vorausgehende Unfruchtbarkeit sein könnte. Zahlreiche andere Untersuchungen kommen zu dem Ergebnis, dass es kein signifikant höheres Risiko zu Fehlbildungen nach einer IVF oder ICSI gibt. Im Jahr 2015 wurden beim Deutschen IVF-Register (DIR) 1,1 Prozent Fehlbildungen nach In-vitro-Fertilisation und 1,3 Prozent nach einer ICSI-Behandlung gemeldet.

Wie häufig das Risiko für eine Fehlgeburt, Eileiterschwangerschaft oder Totgeburt tatsächlich ist, wird von verschiedenen Quellen ganz unterschiedlich angegeben – teilweise mit bis zu 70 Prozent. Das liegt daran, dass dann auch so frühe

Abgänge mitgerechnet werden, dass man eigentlich noch gar nichts von der Schwangerschaft wissen konnte. Ob es zu einer Fehlgeburt kommt, hängt auch bei natürlich gezeugten Kindern stark vom Alter der Mutter ab. Insgesamt betrachtet liegt das Risiko für eine Fehlgeburt, Totgeburt oder extrauterine Schwangerschaft nach dem *British Journal of Medicine* bei etwa 13 Prozent. Bis zu einem Alter von etwa 30 Jahren ist das Risiko eines spontanen Aborts bei weit unter 20 Prozent. Frauen zwischen 35 und 39 Jahren haben bereits eine Fehlgeburtenrate von 25 Prozent, und bei über 40-Jährigen endet jede zweite Schwangerschaft frühzeitig. Das Fehlgeburtenrisiko steigt, wenn eine Frau bereits früher einen spontanen Abort hatte.

Bei der künstlichen Befruchtung sieht das ganz ähnlich aus: Das DIR verzeichnet seit einigen Jahren eine konstante durchschnittliche Fehlgeburtenrate von 20 Prozent nach künstlicher Befruchtung – allerdings über alle Altersgruppen hinweg. Ab dem 40. Geburtstag endeten demnach über 32 Prozent der Schwangerschaften in einer Fehlgeburt, ab dem 44. mehr als die Hälfte.

Das war nicht immer so: Eine dänische Studie von 2010 kam zu dem Schluss, dass zwischen 1989 und 2006 die Rate an Fehlgeburten nach künstlicher Befruchtung viermal so hoch war wie nach spontaner Empfängnis. Im Jahr 2014 haben Ärzte aus Australien die Daten von mehr als 300 000 Geburten ausgewertet (4300 nach künstlicher Befruchtung) und herausgefunden, dass das Risiko einer Fehlgeburt nach IVF und ICSI fast doppelt so hoch sei wie nach einer spontanen Zeugung. Inzwischen haben sich die Raten angenähert.

Besser brüten

Ob ein Embryotransfer erfolgreich war, hängt zu einem großen Teil von einem Faktor ab: dem Embryo. Und obwohl in
Deutschland und Österreich (im Gegensatz zur Schweiz) eine
Präimplantationsdiagnostik, mit der Embryonen auf genetische Fehler und Schwachstellen untersucht und damit besser aussortiert werden können, in der Regel nicht erlaubt ist,
so gibt es auch hier inzwischen Methoden, die Brutkultur der
Embryonen zu verbessern. Hierbei geht es vor allem um die
Bedingungen, wie die Embryonen im Inkubator gelagert werden. In den Laboren der Kinderwunschpraxen herrschen ganz
bestimmte Konditionen. Luftdruck, Temperatur, Luftfeuchtig-
keit, Luftzug und Co. sind genau geregelt und werden streng
überwacht. Embryonen gedeihen am besten in einer stabilen,
dunklen Umgebung mit wenig Sauerstoff. Im Idealfall werden
sie über einen Zeitraum von 70 bis 120 Stunden nicht ange-
rührt. Dafür wurden spezielle Brutkästen entwickelt, die diese
Bedingungen optimal erfüllen. Mit einem »Kasten« oder gar
»Schrank« haben diese Geräte nicht mehr viel zu tun. Seit einigen Jahren bieten viele Kinderwunschzentren eine Untersu-
chungsmethode an, mit der die Embryonen zusätzlich überwacht werden können. Mit einer speziellen Technik, dem
Time-Lapse-Verfahren, werden die Embryonen in einem hoch-
modernen Brutschrank mit einer Infrarotkamera beobachtet.
Diese macht in kurzen Abständen von etwa 20 Minuten ein
Bild des einzelnen Embryos, sodass sämtliche Zellteilschritte
und Veränderungen nachvollzogen werden können. Damit ist
es möglich, die Embryos mit einer hohen Entwicklungschan-
ce besser zu identifizieren, weil auch kurzfristige Veränderungen, die auf eine Fehlbildung hinweisen können, erkannt werden.

Diesen Prozess lassen sich die meisten Kinderwunschpraxen extra bezahlen. Beim konventionellen Monitoring schaut in der Regel nur einmal am Tag ein Labormitarbeiter in den Inkubator, um zu kontrollieren, ob wichtige Meilensteine in der frühen Embryonalentwicklung (Befruchtung, erste Zellteilung, Weiterentwicklung) stattgefunden haben. In den meisten Fällen reicht das aus, um den geeigneten Embryo für den Transfer zu identifizieren, wie einige Studien herausgefunden haben. Trotzdem kann es in manchen Fällen hilfreich sein, das Time-Lapse-Verfahren, nach dem Namen der Brutschränke auch »EmbryoScope« genannt, anzuwenden, wenn beispielsweise vorherige Versuche fehlgeschlagen sind oder schon eine suboptimale Embryoentwicklung stattgefunden hat.

Wenn der Embryo nicht bleiben will: Einnistungsstörung

Tatsächlich haben junge Frauen bis etwa 30 Jahre, denen ein oder zwei gute Embryonen eingesetzt werden, optimale Chancen, nach einer künstlichen Befruchtung schwanger zu werden – bis zu 50 Prozent pro Versuch. Lange Zeit ging man davon aus, dass die Qualität des Embryos dabei den ganzen Unterschied macht, weshalb viel Forschung in verbesserte Brutbedingungen und Präimplantationsdiagnostik investiert wurde.

Und trotzdem will es bei manchen Frauen einfach nicht klappen. Eine von ihnen ist Manuela S. aus Braunschweig. Die Büroangestellte hat mit 24 Jahren geheiratet und kurz darauf die Pille abgesetzt, sie wollte immer früh Kinder haben. Zwei Jahre versuchten sie und ihr Mann es so, dann starteten sie den langwierigen Prozess der Kinderwunschbehandlung. Schnell war klar: Manuela und ihr Mann können nur mithilfe einer IVF schwanger werden. »Es war zunächst entmutigend, das so zu hören. Aber wir waren beide so jung, also haben wir uns gute Chancen ausgerechnet«, erinnert sich Manuela. Das bestätigte auch ihr behandelnder Arzt. Das Spermiogramm ihres Mannes war in Ordnung, Manuelas allgemeiner körperlicher Zustand gut, sie begannen mit der IVF-Behandlung. Auch hier verlief alles glatt, bei der Punktion konnten 13 Eizellen gewonnen und elf befruchtet werden, zwei kamen in den Brutschrank, der Rest wurde eingefroren. Die beiden Embryonen entwickelten sich wie im Lehrbuch und wurden Manuela nach drei Tagen wieder eingesetzt. Manuela und ihr Mann kauften gedanklich schon eine Kinderzimmereinrichtung, als der Anruf aus der Klinik kam: nicht schwanger. In den folgenden Monaten wurden ihr in zwei weiteren Versuchen die übrigen zuvor eingefrorenen Eizellen eingesetzt, doch der Erfolg blieb aus. Manuela und ihr Mann waren ebenso ratlos wie die Ärzte, wie es nun weitergehen sollte.

Wenn nach zwei bis drei Versuchen trotz bester Bedingungen (Embryonenqualität, Gesundheit der Frau) keine Schwangerschaft eintritt, spricht man im Fachjargon von einem wiederholten Einnistungsversagen (Repeated Implantation Failure – RIF) beziehungsweise einer Einnistungsstörung. Diese kann verschiedene Ursachen haben. In etwa einem Drittel der Fälle liegt die RIF wohl tatsächlich beim Embryo. Viel häufiger aber ist, erklärt Dr. David Peet von der Praxis für Fertilität in Berlin, dass die Umgebungsfaktoren wie die Gebärmutter oder die Gebärmutterschleimhaut (Endometrium) nicht optimal sind. Deshalb wird bei Frauen mit RIF zunächst ausgeschlossen, dass anatomische Ursachen der Grund für die ausbleibende Einnistung sind. Eine Gebärmutter- und Bauchspiegelung kann hier Aufschluss bringen. Alternativ kann auch eine sogenannte Hydrosonografie erfolgen. Hierbei wird mit einem kleinen Katheter eine Flüssigkeit in die Gebärmutterhöhle gebracht, wodurch dann per Ultraschall ein 3-D-Einblick in die Gebärmutteranatomie möglich ist. Über eine Biopsie der Gebärmutterschleimhaut können Ärzte zudem herausfinden, ob die Patientin unter einer chronischen Entzündung leidet und gegebenenfalls mit Antibiotika dagegen wirken.

Eine weitere Ursache könnte eine Gerinnungsstörung sein. Etwa 25 Prozent der RIF-Patientinnen leiden darunter. Hier könnte eine Heparintherapie (Blutverdünner) helfen, der Reproduktionsmediziner Dr. Peet aus Berlin warnt aber vor einer Übertherapie: »15 Prozent der Bevölkerung haben ohnehin eine Gerinnungsstörung. Und wenn man etwas findet, macht man auch etwas dagegen. Es ist aber nicht gesichert, ob die Therapie auch zum Erfolg führt.« Jedoch konnten Studien tatsächlich einen positiven Einfluss auf die Einnistung belegen – egal, ob eine Einnistungsstörung vorliegt oder nicht, da die Blutverdünner wohl einen antientzündlichen Effekt auf die Schleimhaut haben. Die Therapie dauert 15 Tage und kostet etwa 100 Euro.

Es kann aber auch sein, dass der Zeitpunkt für den Embryotransfer einfach nicht stimmt, weil die Gebärmutterschleimhaut an diesem Tag nicht empfänglich ist. Lange Zeit ging man davon aus, dass der perfekte Implantationszeitraum (im Fachjargon: Window of Implantation oder WOI) zwischen dem 19. und 24. Zyklustag ist, weshalb man den Transfer in diese Tage gelegt hat. Konkret heißt das: Ab dem Zeitpunkt des Eisprungs schüttet der Körper das Gelbkörperhormon Progesteron aus. Bei der künstlichen Befruchtung wird das zusätzlich unterstützt. In der Regel findet der Transfer fünf Tage nach dem Beginn der Gelbkörperhormongabe statt, denn im natürlichen Prozess nistet sich der Embryo auch etwa fünf bis sieben Tage nach dem Eisprung in der Gebärmutter ein.

Für die allermeisten Frauen (95 Prozent) funktioniert dieses Prinzip – aber eben nicht für alle. Leider kann man im Ultraschall nicht erkennen, wann die Gebärmutter empfänglich ist und wann nicht. Stattdessen gibt es die Möglichkeit, am entsprechenden Zyklustag im Rahmen einer Biopsie Gewebeproben der Gebärmutterschleimhaut zu entnehmen und diese unter dem Mikroskop histologisch zu untersuchen. Kombiniert mit den Werten der Hormone Östrogen und Progesteron versuchen Mediziner dann einzuschätzen, ob die Gebärmutter zu diesem Zeitpunkt empfänglich ist oder nicht. Das Verfahren sei jedoch, betont Peet, überhaupt nicht aussagefähig und gelte heute als obsolet.

In jüngster Zeit ist noch eine weitere Methode hinzugekommen, die sich immer größerer Popularität erfreut, weil sie eine sehr genaue Bestimmung des WOI zulässt: der ERA-Test. Das Reproduktionszentrum IVI in Spanien hat diese Methode vor wenigen Jahren entwickelt, bei der mittels Genexpressionsmuster (das zeigt, wie der Genotyp einer Zelle ausgeprägt ist) der optimale Zeitpunkt für den Transfer herausgefunden werden kann, der Endometrium Receptivity Array (ERA). Einige Kinderwunschzentren arbeiten auch hierzulande mit den Spaniern zusammen, im Prinzip kann aber jeder ein Probenkit in Spanien bestellen, beim Arzt eine Gewebeprobe am entsprechenden Zyklustag entnehmen lassen und diese dann einschicken. Das Institut erstellt daraus ein individuelles Genexpressionsmuster und teilt die Schleimhaut in drei Gruppen auf: noch nicht rezeptiv, rezeptiv und nicht mehr rezeptiv. Dr. Peet ist von der Methode überzeugt: »Es hat sich herausgestellt, dass Frauen mit einer Einnistungsstörung zu 75 Prozent am fünften Tag nach dem Eisprung ein nicht rezeptives Endometrium haben. Das Window of Implantation ist also nicht vier Tage lang ›offen‹, wie man bis vor einigen Jahren glaubte, sondern nur ungefähr einen – der Transfer muss entsprechend genau zur richtigen Zeit stattfinden.« Mithilfe von Hormonen kann das im Kinderwunschzentrum sehr gut gesteuert werden.

Natürlich hat auch diese Methode Vor- und Nachteile: Die gute Nachricht ist, dass das Genexpressionsmuster nicht nur einen einzigen Zyklus abbildet, sondern etwa 40 Zyklen Bestand hat – die Ausnahme sind stimulierte Zyklen für die IVF. In dem Fall werden die gewonnenen Eizellen der Frau dann zunächst kryokonserviert und erst im nächsten Zyklus zum richtigen Zeitpunkt eingesetzt. Das spanische Institut hat inzwischen zudem so viele Daten gesammelt, dass mit nur einer Untersuchung sehr genau (89 Prozent) vorausgesagt werden kann, ob das Implantationsfenster einen Tag früher oder später sein wird. Allerdings ist die Untersuchung recht kostspielig: 650 Euro kosten Kit und ERA-Analyse, dazu kommen noch einmal 150 bis 200 Euro für die Biopsie, bei der die Gewebeprobe gewonnen wird – und gegebenenfalls eine Reise nach Spanien. Es wird zudem kritisch diskutiert, ob eine Untersuchung solchen Umfangs überhaupt sinnvoll ist, da einige Reproduktionsmediziner noch immer die Ansicht vertreten, dass eine Untersuchung der Gebärmutterschleimhaut in Kombination mit der Kontrolle des Gelbkörperhormons ausreichend und eine genetische Untersuchung nicht nötig ist.

Manuela S. hat das nicht abgehalten: Für sie bedeutete der ERA-Test vor allem neue Hoffnung, dass doch noch eine Möglichkeit gefunden wird, dass die eingesetzten Embryonen sich auch einnisten. Auch die Kosten konnten sie nicht abschrecken. »Jeder erfolglose IVF-Versuch wäre teurer«, rechtfertigt sie ihren Entschluss, eine ERA-Analyse durchführen zu lassen. Tatsächlich bestätigte sich schnell, dass Manuela zu den wenigen Frauen gehört, bei denen das Implantationsfenster nach hinten verschoben ist. Als ihr die Embryonen der vergangenen Versuche eingepflanzt wurden, war ihr Endometrium einfach nicht bereit dafür. Im nächsten Versuch haben ihre Ärzte das berücksichtigt und einen Tag länger gewartet. Mit Erfolg.

Hilfestellung für die Samenzelle: ICSI

Jeder kennt inzwischen das Bild von einer Eizelle unterm Mikroskop, in die eine Nadelspitze eingestochen wird. Es ist das klassische, bildhafte Symbol für die künstliche Befruchtung, das in vielen Artikeln und Reportagen verwendet wird. Dabei zeigt das Bild eigentlich eine spezielle Methode der künstlichen Befruchtung, die intrazytoplasmatische Spermieninjektion, kurz ICSI. Sie ist die häufigste Form der künstlichen Befruchtung in Deutschland und kommt inzwischen in drei von vier Fällen zum Einsatz. Alleine im Jahr 2016 wurden fast 50 000 ICSI-Zyklen in Deutschland durchgeführt.

Der einzige Unterschied zwischen einer ICSI und einer klassischen In-vitro-Fertilisation ist, dass bei der ICSI theoretisch lediglich eine einzige befruchtunsgfähige Samenzelle ausreicht, die dann mithilfe einer dünnen Nadel direkt in die Eizelle injiziert wird. Die Befruchtung ist damit quasi garantiert. Mit dieser Methode können demnach auch Männer mit schwerwiegenden Fruchtbarkeitsstörungen ihren Kinderwunsch erfüllt bekommen. Sie wird deshalb vor allem in solchen Fällen angewandt, wenn der Mann in seiner Fruchtbarkeit stark beeinträchtigt ist.

Diese Gründe sprechen für eine ICSI:

▬ Verschluss oder Fehler der Samenleiter (obstruktive Azoospermie)

▬ Bildung der Samenzellen ist gestört, es befinden sich keine oder nur sehr wenige Spermien in der Samenflüssigkeit (Azoospermie)

▬ Spermien-Antikörper in der Samenflüssigkeit erschweren die Zeugungsfähigkeit

▬ Es stehen nur tiefgefrorene Samenzellen zur Verfügung (nach einer Krebserkrankung oder Spermienextraktion aus Hoden oder Nebenhoden)

▬ vorhergegangene fehlgeschlagene IVF-Versuche

Die Behandlung läuft zu großen Teilen genauso ab wie eine klassische In-vitro-Fertilisation. Die Frau stimuliert in der Regel mit Hormonspritzen die Eizellreifung. Sobald einige Follikel zu einer entsprechenden Größe herangewachsen sind, wird der Eisprung ausgelöst, und die Eierstöcke werden etwa 36 Stunden später punktiert, um die Eizellen zu gewinnen. Zu diesem Zeitpunkt gibt der Mann entweder eine frische Samenspende im Reproduktionszentrum ab, die dann im Labor direkt aufbereitet wird. Oder es werden kryokonservierte Spermien aufgetaut und ebenfalls aufbereitet. Jetzt kommt die große Abweichung: Die Spermien werden nicht einfach nur zusammen mit den Eizellen in eine Petrischale gegeben und müssen die Befruchtung selbstständig schaffen. Stattdessen wird eine Samenzelle unter einem speziellen Mikroskop in eine Eizelle injiziert. Nach der so erfolgten Befruchtung kommt die Eizelle wie bei der IVF in den Brutschrank und wird die nächsten Tage beobachtet. Auch wenn die Befruchtung durch diese Methode zwar beinahe garantiert werden kann, ist noch lange nicht sichergestellt, ob die befruchtete Eizelle sich auch weiterentwickelt. Das hängt auch von der Qualität der Samen- und der Eizelle ab. Sollte sich ein Embryo entwickeln, wird dieser wie bei der IVF nach zwei bis fünf Tagen mit einem Katheter in die Gebärmutter der Frau übertragen.

Was Sie noch wissen sollten

Die Chancen einer ICSI sind ähnlich hoch wie die einer IVF, die durchschnittliche Geburtenrate liegt zwischen 15 und 20 Prozent. Im Jahr 2016 resultierten laut Deutschem IVF-Register 31,8 Prozent der ICSI-Behandlungen in einer Schwangerschaft, nach IVF waren es mit 33,8 Prozent nur unwesentlich mehr. Die Fehlgeburtenquote liegt bei etwa 20 Prozent. Der Erfolg hängt aber von einer ganzen Reihe an Faktoren ab – wie der Qualität der Eizelle und des Spermiums, ob der Embryo sich einnistet, vor allem auch vom Alter der Frau.

Die ICSI ist durch den zusätzlichen Schritt der Befruchtung etwas teurer, meist macht das aber nur 500 bis 1000 Euro aus – je nach Menge der Eizellen, die befruchtet werden. Hinzu kommen gegebenenfalls noch Kosten für die Gewinnung von Spermien.

Wenn keine Spermien da sind: TESE und MESA

Es kommt durchaus vor, dass im Spermiogramm eines Mannes keine einzige befruchtungsfähige Samenzelle gefunden wird. »Wir sind völlig fertig«, schreibt zum Beispiel Sabine H. aus Sachsen in einem Kinderwunschforum. »Wir haben gerade das Ergebnis des Spermiogramms meines Mannes bekommen, und es sind weniger als ein Prozent Samenzellen. War es das jetzt? Müssen wir uns vom Kinderwunsch verabschieden?« Diese Reaktion ist ganz normal, und in manchen Fällen ist eine solche Diagnose tatsächlich das finale Urteil für die Erfüllung des (biologischen) Kinderwunsches. Es muss aber nicht das Ende sein. In einigen Fällen können Samenzellen nämlich auch direkt aus den Hoden oder Nebenhoden gewonnen und dann im Rahmen einer ICSI in die Eizelle injiziert werden.

Die Samengewinnung aus dem Nebenhoden heißt im Fachjargon mikrochirurgische epididymale Spermienaspiration (MESA), aus dem Hoden testikuläre Spermienextraktion (TESE). Eine MESA kommt dann zum Einsatz, wenn die Samenwege verschlossen sind und nicht operativ geöffnet werden können. Dann werden unter Vollnarkose mit einer Kanüle bewegliche Spermien direkt aus dem Nebenhoden entnommen und kryokonserviert.

Etwas komplizierter ist es, wenn die Spermienproduktion in den Hoden selbst gestört ist, sodass diese keine oder nur wenige Spermien bilden. Allerdings kann es auch dann sein, dass in einzelnen Bereichen der Hoden doch noch ein paar Samenzellen aufgespürt werden können. Bei der TESE werden dann meist ambulant und unter lokaler Betäubung von beiden Hoden mehrere Gewebeproben entnommen und auf befruchtungsfähige Spermien untersucht. Diese können dann ebenfalls eingefroren werden. Im Rahmen einer ICSI-Behandlung wird das Gewebe wieder aufgetaut, und die Samenzellen werden herausgelöst und in die Eizelle gespritzt.

Was Sie dazu noch wissen sollten

Das Verfahren ist recht aufwendig und wird von den Krankenkassen oft nicht übernommen. Für die Behandlung alleine fallen je nach Klinik oder Arzt Kosten zwischen 800 und 1500 Euro an. Dazu kommen eventuell die Lagerkosten für die Kryokonservierung und natürlich die Kosten für die künstliche Befruchtung, die ausschließlich über ICSI möglich ist. Die Erfolgsaussichten hängen zwar vom individuellen Befund des Patienten ab, insgesamt ist die sogenannte Baby-Take-Home-Rate nach einer ICSI mit vorhergehender TESE oder MESA aber etwas geringer als mit frischem Sperma und wird mit 10 bis 15 Prozent pro Versuch angegeben.

Und wie viele Eisbärchen habt ihr? Kryokonservierung

Wenn in Filmen Laboratorien dargestellt werden, dann sind oft weiß gekleidete Menschen mit Mundschutz, Schutzbrille und Haarnetzen zu sehen, die einen glänzenden Metallkübel öffnen, es zischt und sprüht, weißer Nebel tritt aus. Der Mensch in Schutzuniform greift vorsichtig in den Kübel und zieht mit langen Handschuhen oder gar Zangen einen Behälter voll dünner Röhrchen heraus, in denen sich vielleicht ein gefährlicher Virus oder etwas anderes Organisches befindet – das zur Konservierung tiefgefroren wurde.

So ähnlich habe ich mir das immer vorgestellt, wenn das Wort »Kryokonservierung« fiel. Tatsächlich ist das Verfahren sehr viel weniger Science-Fiction, als das im Film oft gezeigt wird. Kryos ist das griechische Wort für »Kälte«, das lateinische Wort conservare bedeutet »erhalten, bewahren«. Und nichts anderes geschieht bei dem Verfahren: Zellen oder Gewebe werden in flüssigem Stickstoff bei eisiger Kälte von nahezu minus 200 Grad Celsius eingefroren und somit verwahrt. Die Zellen sterben bei diesem Verfahren nämlich nicht ab, sie stellen lediglich ihre Stoffwechselvorgänge ein, ein bisschen wie Bären im Winterschlaf, nur dass der Gefriervorgang deutlich schneller stattfindet als in einem europäischen Winter. Nach dem Auftauen nehmen die Zellen ihre physiologischen Vorgänge in der Regel wieder auf.

In den letzten Jahren haben sich die technischen Voraussetzungen zunehmend verbessert: Bereits seit den 1970er-Jahren wird Zellmaterial in der Biologie eingefroren, damals war das allerdings ein sehr langsamer Prozess, der heute Slow Freezing genannt wird. Die Überlebensraten lagen weit unter 50 Prozent, die Schwangerschaftsraten mit eingefrorenen Eizellen bei ein bis zwei Prozent. Die erste Schwangerschaft nach Kryokonservierung unbefruchteter Eizellen wurde 1986 gemeldet. Seither ist viel passiert. Dank einer Methode namens Vitrifikation werden die Zellen heute in flüssigen Stickstoff getaucht, der minus 196 Grad kalt ist und das Material in wenigen Sekunden in einen glasartigen Zustand versetzt. Dabei entstehen im Vergleich zum Slow Freezing kaum Eiskristalle, die die Zellwände zerstören können. Allerdings wirken die Gefrierschutzmittel, die bei der Vitrifikation in deutlich höheren Mengen eingesetzt werden müssen, zum Teil giftig auf die Zellwände, sodass die Zellen beschädigt werden können. Trotzdem gilt das Verfahren als sicher genug und wird heute vielfach angewendet.

In der Kinderwunschbehandlung kommt das Verfahren vor allem zum Einsatz, um Sperma zum Beispiel von Spendern oder von Männern mit Krebserkrankung, die bestrahlt werden oder denen einer oder beide Hoden entfernt werden müssen, aufzubewahren, aber auch um Eizellen von Frauen aufzubewahren (Social Freezing) oder befruchtete Eizellen im Vorkernstadium einzufrieren, die im Rahmen einer künstlichen Befruchtung »übrig« sind.

Eizellen werden aus mehreren Gründen eingefroren:
- bei einer Erkrankung der Frau, wenn beispielsweise die Eierstöcke entfernt werden müssen
- aus persönlichen Gründen, wenn Frauen ihren Kinderwunsch um einige Jahre verschieben wollen
- wenn im Rahmen der Fruchtbarkeitsbehandlung mindestens drei überzählige Eizellen im Vorkernstadium entstehen
- wenn der Transfer der befruchteten Eizelle erst in einem späteren Zyklus stattfinden soll
- In Ausnahmefällen dürfen auch Embryonen kryokonserviert werden, wenn sie nicht wie vorgesehen im selben Zyklus übertragen werden können.

Was Sie noch wissen sollten

Vor allem Samenzellen können kryokonserviert jahrelang gelagert werden, ohne dass diese ihre Vitalfunktionen verlieren oder an Fruchtbarkeit abnehmen. Bei Eizellen sieht das ein wenig anders aus. Zum einen überstehen nicht immer alle Eizellen den Auftauvorgang. Etwa zehn bis 20 Prozent sterben ab. Zum anderen sind die Schwangerschaftsraten mit kryokonservierten Eizellen etwas niedriger als bei der Verwendung frischer Eizellen. Im Durchschnitt können nur etwa 60 bis 70 Prozent zuvor kryokonservierter Eizellen befruchtet werden. Trotzdem gibt es immer wieder Gründe, die für eine Kryokonservierung sprechen. Allein in Deutschland sind 26 672 Kryotransfers im Jahr 2016 vorbereitet worden. Nur 6,9 Prozent davon haben den Auftauprozess nicht überstanden. Die Schwangerschaftsrate nach Kryotransfer lag im Durchschnitt bei 27 Prozent.

Eingefrorene befruchtete Eizellen im Vorkernstadium dürfen nur bis zu zwei Jahre aufbewahrt werden, nicht länger. Für Frauen ist ein sogenannter Kryozyklus, also das Einsetzen der befruchteten Eizelle in einem späteren Zyklus, meist sehr viel angenehmer, weil die Eierstöcke nicht erneut punktiert werden müssen und entweder ganz auf die Hormonstimulation verzichtet wird oder die Hormondosis zumindest sehr viel schwächer ist. Bei Frauen, die zu einer Überstimulation neigen, entscheiden Ärzte manchmal aus taktischen Gründen, einen Zyklus abzuwarten und alle Eizellen zunächst einzufrieren, um dem Körper eine Ruhepause zu gönnen. Auch bei einem zeitlich verschobenen Implantationsfenster findet der Transfer meist im Kryozyklus statt. Eingefrorene und befruchtete Eizellen werden im Kinderwunschjargon oft liebevoll als »Eisbärchen« oder »Schneeflöckchen« bezeichnet.

Die Zeit anhalten: Egg Freezing

Das Jahr 2014 wird Ines K. immer als eines der für sie emotional extremsten in Erinnerung bleiben. Sie war gerade 35 geworden, als ihr Freund sie nach acht Jahren Beziehung überraschend verließ. »Ich wollte eigentlich so langsam die Pille absetzen und mit der Familienplanung beginnen, aber er wollte etwas anderes«, erinnert sie sich. Als der erste Schock vergangen war, stellte Ines fest, dass ihr Partner ihr gar nicht wirklich fehlte. Trotzdem überkam sie immer wieder eine tiefe Trauer, wenn sie daran dachte, was sie mit ihm verloren hatte: »Meine Freundinnen wurden nach und nach schwanger, aber ich musste noch mal vor vorne anfangen. Mir war die ganze Zeit bewusst, dass ich nicht jünger und meine Zeit knapp wurde.« Um sich abzulenken, stürzte sie sich in die Arbeit und suchte neue berufliche Herausforderungen. Vergessen konnte sie ihren Kinderwunsch aber nicht.

Zu genau der Zeit kam jedoch die öffentliche Debatte über das sogenannte »Social Freezing« auf, also das Einfrieren (Kryokonservieren) von Eizellen einer Frau für einen späteren Zeitpunkt als Absicherung gegen altersbedingte Unfruchtbarkeit. In den USA war das längst gängig, in Deutschland, Österreich und der Schweiz aber bis dato quasi unbekannt. Im Herbst 2014 gaben einige hippe US-Arbeitgeber wie Facebook und Apple dann bekannt, dass sie ihren Mitarbeiterinnen die teure Prozedur finanzieren wollen, als karrierefördernde Maßnahme sozusagen. Die Idee: Frauen müssen sich nicht länger zwischen Karriere und Kinderkriegen entscheiden, sondern können quasi die Zeit anhalten und einfach gesunde Eizellen einfrieren, solange sie noch jung und fruchtbar sind. Wenn sie dann in ihren Vierzigern die Familienplanung wieder aufnehmen wollen und die Karriere in trockenen Tüchern ist, haben sie einen Vorrat an Eizellen, die zehn Jahre jünger sind – und der Evolution ein Schnippchen geschlagen.

Das Verfahren ist nicht neu und wird bereits seit vielen Jahren angewendet, vor allem bei Krebspatientinnen vor der Chemotherapie. Die erste erfolgreiche Schwangerschaft mit kryokonservierten Eizellen fand bereits 1997 statt. Allerdings waren der Einfrier- und Auftauprozess lange Zeit extrem fehleranfällig und konnten erst in den letzten Jahren so verbessert werden, dass die Erfolgschancen nun höher sind.

Das Verfahren läuft ähnlich ab wie der erste Teil einer künstlichen Befruchtung: Die Frau spritzt sich über einen Zeitraum von einigen Tagen Hormone, die das Wachstum mehrerer Eizellen fördern sollen. Über regelmäßige Ultraschalluntersuchungen wird kontrolliert, dass es nicht zur Überstimulation und zum vorzeitigen Eisprung kommt. Wenn mehrere Eibläschen die gewünschte Größe erreicht haben, wird der Eisprung ausgelöst. 36 Stunden später werden in einer kurzen Operation durch die Vagina die Eierstöcke punktiert und die Eizellen abgesaugt. Als erfolgversprechend gelten zehn bis 15 eingefrorene Eizellen, wofür oft mehrere Durchgänge nötig sind. Die Eizellen werden dann in flüssigem Stickstoff schockgefrostet und in einer speziellen Kryobank konserviert. Dafür ist in der Regel eine monatliche Miete fällig. Bei Bedarf können die Eizellen dann zu einem späteren Zeitpunkt komplett oder Stück für Stück aufgetaut werden und mittels In-vitro-Fertilisation befruchtet werden.

Die Idee einer massenhaften Kryokonservierung weiblicher Eizellen löste Ende 2014, Anfang 2015 eine heftige ethisch-moralische Debatte aus, vor allem hier in Deutschland. Während Social Freezing für die einen quasi die logische Fortsetzung der Fortpflanzungskontrolle nach Pille und In-vitro-Fertilisation ist, lehnen andere das Verfahren als zu starken Eingriff ab. Es scheint sich hierbei aber vor allem um ein Generationenproblem zu handeln: Eine Forsa-Umfrage von Januar 2015 ergab, dass 64 Prozent der 18- bis 30-Jährigen dem Social Freezing aufgeschlossen gegenüberstehen. Kurz zuvor hatte eine Umfrage von TNS Emnid herausgefunden, dass unter 60-Jährigen jeder Fünfte das Verfahren ablehnt.

Für Ines K. war sofort klar: Das werde ich machen. Der finanzielle Aufwand schreckte die gut verdienende Alleinstehende nicht ab, sie sah nur die Vorteile: »Endlich kein Druck mehr. Ich muss nicht mehr jeden Monat bangen, ob gerade jetzt meine letzten Eizellen absterben«, erklärt sie. Sie informierte sich online, nahm Kontakt zu einem Anbieter auf und schritt rasch zur Tat – denn Zeit ist ein wichtiger Faktor. Je jünger die Frau bei der Entnahme der Eizellen ist, umso höher deren Qualität und umso besser die Chancen, dass die Zellen den Kryoprozess überstehen. Ines erhielt von ihrem Arzt eine gute Prognose: Ihre eingefrorenen Eizellen sehen qualitativ gut aus, insgesamt 17 Stück liegen auf Eis. Zwei Zyklen waren dafür nötig – was etwa 8000 Euro gekostet hat. Pro Jahr bezahlt sie zudem eine Lagermiete von knapp 300 Euro. Ines ist es das aber wert. Vor einem Jahr hat sie einen neuen Partner kennengelernt und ist froh um ihre persönliche kleine Zeitmaschine. »Ich werde nächstes Jahr 40 und kenne die Statistik. Wir werden es erst mal so versuchen. Aber wenn das nicht klappt ...«

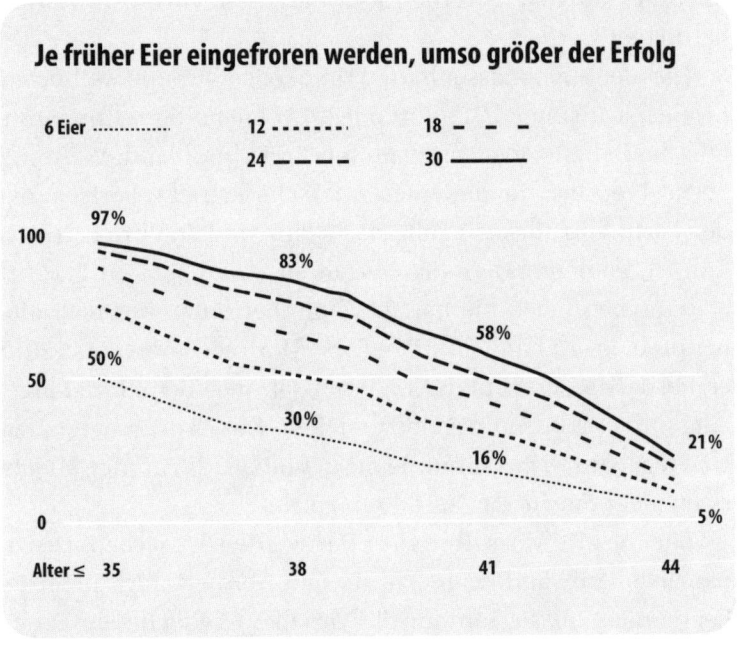

Je früher Eier eingefroren werden, umso größer der Erfolg

Die Wahrscheinlichkeit, ein Kind zur Welt zu bringen, nach Alter der Frau zum Zeitpunkt der Kryokonservierung und Anzahl der eingefrorenen Eizellen. Viele Kliniken raten Frauen, 10 bis 20 Eizellen einfrieren zu lassen.
Quelle: Human Reproduction, April 2017.

Nicht bei allen nimmt Social Freezing allerdings ein so gutes Ende. Brigitte Adams wurde 2014 quasi über Nacht zum Gesicht der Social-Freezing-Debatte, nachdem sie auf dem Cover des amerikanischen Wirtschaftsblatts *Bloomberg Business-week* unter der Schlagzeile »Friert eure Eier ein und befreit eure Karriere« abgebildet wurde. Damals war die Kalifornierin Anfang 40 und hatte bereits seit einigen Jahren ihre Eizellen auf Eis liegen. Sie wollte auf den richtigen Partner warten und sich so lange um ihre Karriere kümmern. Heute ist Adams 46, noch immer Single und hat ihre Hoffnungen auf eigene, leibliche Kinder quasi aufgegeben: Im Frühjahr 2017 hatte sie ihre elf Eizellen auftauen lassen. Allerdings überstanden zwei den Prozess nicht, drei ließen sich nicht befruchten, und von den sechs übrigens entwickelte sich nur eine normal. Doch der Versuch scheiterte, die Eizelle nistete sich nicht ein. »Ich schrie wie ein wildes Tier, habe Bücher, Papiere, meinen Laptop durch den Raum geworfen«, sagte Adams im Januar 2018 in der *Washington Post*. »Es war einer der schlimmsten Tage meines Lebens.«

Zwar sind die Erfolgschancen für eine Schwangerschaft nach einer künstlichen Befruchtung mit kryokonservierten Eizellen heutzutage offiziell etwa so hoch wie mit frischen Zellen. Allerdings wird viel zu oft unterschätzt, wie wichtig der Einflussfaktor Alter ist. Kinderwunschzentren und andere Anbieter des Social Freezing vermitteln aber oft den Eindruck, dass die Methode ein sicherer Weg sei, die Zeit zu stoppen. Brigitte Adams findet, dass Frauen zu viel versprochen wird, geht es in den Beratungsterminen doch vor allem um das Verfahren und die Konservierung selbst. Viel zu wenig Information allerdings gebe es über »Teil zwei« des Prozesses – wenn man die Eizellen tatsächlich nutzen will. »Wir sehen nur die eine Seite Geschichte, die optimistische. Aber man muss beide Seiten betrachten.« Adams' persönliche Geschichte hat übrigens noch eine positive Wende genommen: Dank einer Eizellspende ist sie mit weit über 40 noch schwanger geworden.

Was Sie noch wissen sollten

Die Kosten für Social Freezing hängen zu einem großen Teil von der Menge an Medikamenten ab, die für die Eizellreifung benötigt werden. Pro Stimulationsversuch muss man hier mit bis zu 2000 Euro pro Versuch rechnen. Die Punktion der Eizellen, Anästhesie und Kryokonservierung kosten extra. Hinzu kommt eine monatliche Gebühr für die Lagerung der Eizellen. Insgesamt kommen schnell 10 000 Euro zusammen. Manche Kryobanken im Ausland bieten Schnäppchen-All-inclusive-Tarife an. Am besten sprechen Sie mit einem Arzt oder kontaktieren eine Kryobank. Die können Sie auch über die Nebenwirkungen der Hormontherapie und der Operation zur Eizellgewinnung aufklären.

Vorher mehr wissen: Präimplantationsdiagnostik

Die spanische Ärztin Dr. Ana Chueca hat es in ihrem Vortrag auf einer Kinderwunschmesse in Berlin sehr treffend formuliert: »Viele Kinder sind keine gute Reproduktionsmedizin.« Damit spricht sie einen Trend an, der so langsam auch in der deutschen Kinderwunschszene ankommt: den Single Embryo Transfer. Dabei ist das Ziel, dass möglichst nur ein einziger Embryo bei der Frau eingesetzt wird, um das Risiko von Mehrlingsschwangerschaften zu minimieren. Seit Jahren kämpfen Kinderwunschärzte in Deutschland gegen das Stigma an, schlechte Arbeit zu machen, weil im Rahmen einer Kinderwunschbehandlung immer noch oft Zwillinge oder gar Drillinge entstehen. Das Problem ist aber: Um die Erfolgsquoten in Bereichen zu halten, die mit dem Ausland vergleichbar sind, fühlen sich viele Ärzte gezwungen, zwei oder mehr Embryonen zu übertragen – auch wenn die jüngeren Zahlen diesen

Eindruck nicht bestärken. Im Gegenteil: Auch das Deutsche IVF-Register rät in seinem Jahrbuch vom Einsetzen mehrerer Embryonen ab. Denn die Erfolgschancen steigen dadurch nicht merklich.

Mehrlingsschwangerschaften sind deshalb so gefährlich für Mutter und Kind(er), weil hier das Risiko für Fehl- und Frühgeburten erhöht ist, es zudem häufiger zu Problemen in der Schwangerschaft und Komplikationen während der Geburt, sowie Kaiserschnitten, kommt. Deshalb gibt es in der Szene seit einigen Jahren die Bestrebung, weniger Embryos zu transferieren und so die Mehrlingsquote zu verringern.

Tatsächlich gibt es bereits erste Erfolge. Ein Knackpunkt hierbei ist der Embryo: Je besser dieser im Vorfeld ausgewählt werden kann, umso größer sind auch die Chancen, dass es zur Einnistung, Schwangerschaft und Geburt kommt. Liberale Länder wie Spanien, Großbritannien oder die USA stützen sich hierbei auf die Präimplantationsdiagnostik (PID), also eine Untersuchung des Erbmaterials eines Embryos vor der Übertragung in die Gebärmutter. Dafür wird dem Embryo eine Zelle entnommen, die dann gezielt auf Chromosomenstörungen und genetische Auffälligkeiten untersucht wird. So können die Ärzte erkennen, ob ein Embryo überhaupt in der Lage ist, sich im Mutterleib einzunisten und zum Menschen zu entwickeln.

In Deutschland ist dieses Verfahren hoch umstritten und immer wieder Anlass zu heftigen öffentlichen Debatten. Aktuell darf PID nur dann zum Einsatz kommen, wenn ein hohes Risiko für eine schwerwiegende Erbkrankheit oder eine schwere Schädigung des Embryos besteht, die zu einer Fehl- oder Totgeburt führen würde. Zudem müssen die Embryonen bereits das Achtzeller-Stadium erreicht oder überschritten haben, damit sie bei der Untersuchung keinen Schaden nehmen. Nur wenige Zentren in Deutschland dürfen diese komplizierte und aufwendige Diagnostik überhaupt durchführen. Vorher muss eine Ethikkommission in jedem Fall einzeln entscheiden, ob eine PID angebracht ist. Die Arbeit der Ethikkommissionen muss von den Antragstellern selbst bezahlt werden und kostet zwischen 1500 und 4000 Euro.

In Österreich ist die Situation mit der Gesetzesnovelle zum IVF-Fonds im Jahr 2015 gerade etwas aufgeweicht worden. Wenn ein Paar drei erfolglose IFV-Versuche hinter sich hat oder mehrere Fehlgeburten, dann darf ein Embryo untersucht werden, bevor er in die Gebärmutter eingepflanzt wird. Auch wenn aufgrund der genetischen Anlage eines Elternteiles das Risiko einer schweren Erbkrankheit für das Kind besteht, ist die Anwendung der PID erlaubt.

Ähnlich ist die Rechtslage in der Schweiz: Auch hier ist seit einer Gesetzesänderung 2016 die PID sehr viel leichter möglich.

KAPITEL 5

Tipps und Tricks für eine gelassene Kinderwunschbehandlung

Wer es bis hierhin geschafft hat, sollte nun einen ziemlich guten Überblick über die Gründe für Unfruchtbarkeit sowohl beim Mann als auch bei der Frau haben, die möglichen Untersuchungen kennen und über allerlei Therapieansätze und Behandlungsmöglichkeiten Bescheid wissen.

Haben Sie trotzdem noch Fragen? Ich wette, ja! Im folgenden Kapitel wird es nun noch etwas konkreter. Ich habe die wichtigsten Fragen rund um die Kinderwunschbehandlung gesammelt und für Sie beantwortet. Kommen wir also zum Service-Kapitel dieses Buches und den besten Tipps, wie Sie die Kinderwunschbehandlung möglichst gelassen bestehen können.

Was kostet die Kinderwunschbehandlung?

Unser erster Termin in der Kinderwunschpraxis war eigentlich ein Informationsgespräch für eine Bauchspiegelung, bei der untersucht werden sollte, ob meine Eileiter durchlässig oder verklebt sind. Nach einem erfolglosen Jahr mit Hormonstimulation riet meine Ärztin dazu, dass wir uns doch beide nun richtig durchchecken lassen sollten, ob es denn keine weiteren körperlichen Ursachen gebe. Wir saßen also vor Frau Dr. B., die ganz genau erklärte, wie viele Schnitte sie in meine Bauchdecke machen würde und dass dieses Gas, mit dem der Bauchraum aufgeblasen wird, dann später schmerzhaft durch meine Schultern entweichen würde. Im Fall der Undurchlässigkeit würden die Eileiter aufgeschnitten und wieder mit dem Eierstock verknüpft – was etwa sechs Monate anhalte. Mein Mann muss mir angesehen haben, dass mich die Aussicht auf diese OP so gar nicht begeisterte. Also übernahm er das Ruder: »Gibt es denn eine Alternative zu so einem Eingriff?«, fragte er ganz direkt. Und Dr. B. antwortete: »Sie können natürlich auch gleich eine In-vitro-Fertilisation machen.« Mein Mann und ich sahen uns fragend an, schließlich hatten wir beide schon von den astronomischen Summen gehört, die bei einer künstlichen Befruchtung auf einen zukommen können. Bis dato war unsere Hormonbehandlung nämlich eine Kassenleistung gewesen. »Und was kostet das?«, wollte er also wissen. Dr. B. blätterte kurz in unserer Akte und meinte: »Verheiratet sind Sie ja schon, beide Anfang 30. Wenn Sie die Krankenkasse wechseln, kostet Sie das gar nichts.« Für meinen Mann und mich war das eine völlig neue Information. Bisher waren wir davon ausgegangen, dass wir in diesem Fall unser Erspartes würden anbrechen müssen. Und dass da schnell mal einige Tausend Euro zusammenkommen.

Was eine Kinderwunschbehandlung kostet, hängt natürlich von der Art der Behandlung ab, von der Menge und Auswahl der Medikamente und natürlich auch von der Praxis.

Grundsätzlich gilt dabei: Eine Insemination ist günstiger als eine In-vitro-Fertilisation, die weniger kostet als eine ICSI. Medikamente, Spritzen, ja sogar Desinfektionstupfer kommen obendrauf, genau wie eine mögliche Kryokonservierung oder besondere Hilfestellungen wie Assisted Hatching, Time-Lapse oder Blastozystenkultur. In Deutschland halten sich die meisten Praxen extrem bedeckt, was die Kosten betrifft. Praxen aus Dänemark oder Spanien scheinen da weniger zimperlich zu sein, allerdings kann man deren Preise nur bedingt mit denen hierzulande vergleichen. Auch gibt es vereinheitlichte Preislisten aus Österreich, in denen geregelt ist, wie viel welche Behandlung im Schnitt kostet, da dort in den meisten Fällen ein staatlicher Fonds die Kosten für die künstliche Befruchtung übernimmt. Dazu aber gleich mehr.

Ich habe mich also im Internet umgesehen, habe etliche Betroffene nach ihren Erfahrungen gefragt, meine eigenen Rechnungen hervorgekramt und einen kleinen Überblick erstellt. Natürlich ist das im Einzelfall immer etwas anders. Ein großer Kostenfaktor sind die Medikamente, von denen die eine etwas mehr braucht als die andere. Bei mir haben allein die Hormone für die ersten fünf Stimulationstage 800 Euro gekostet. Meistens braucht es aber eher acht bis zehn Tage, damit die Follikel ausreichend gereift sind. Je höher die Dosis, umso teurer wird es. Eine Kinderwunschpraxis hat auf ihrer Webseite als Richtpreis für die Hormonspritzen für eine Insemination 750 Euro, bei IVF und ICSI 1800 Euro angegeben. Das halte ich für eine gute Einschätzung.

Die folgende Tabelle darf deshalb nur als Orientierung angesehen werden, um einen ungefähren Eindruck der Kosten geben zu können, die auf Betroffene zukommen:

Maßnahme/Untersuchung	Kosten
IUI	ca. 200 bis 800 Euro
IVF	ca. 1200 bis 3000 Euro
ICSI	ca. 1500 bis 5000 Euro
Medikamente	ca. 100 bis 2000 Euro
Anästhesie	250 bis 400 Euro
Spermiogramm	60 bis 90 Euro
Assisted Hatching	150 bis 250 Euro
Blastozystenkultur	350 bis 450 Euro
Kryotransfer	400 bis 800 Euro
Kryokonservierung	etwa 500 Euro plus Lagerung
Embryo-Glue	100 bis 250 Euro
TESE/MESA	500 bis 800 Euro
Time-Lapse-Verfahren	150 bis 300 Euro

Zusammengefasst heißt das: Bei einer Insemination mit vorheriger Hormonstimulation müssen sich Selbstzahler auf Kosten von etwa 800 bis 1000 Euro einstellen. Ein In-vitro-Versuch kostet im Durchschnitt inklusive allem etwa 3000 und ein ICSI-Versuch 3500 Euro. Wer Extras wünscht, die eventuell die Chancen verbessern könnten, muss noch einmal 500 bis 1000 Euro pro Versuch drauflegen. Welche Zusatzmaßnahmen Betroffenen dabei zur Verfügung stehen, erkläre ich etwas später in diesem Kapitel.

Der Eindruck, den mein Mann und ich vor unserer Kinderwunschbehandlung hatten, trügt also nicht: So ein Wunschkind kann ganz schön teuer werden – und das bereits vor der

Zeugung. Es gibt aber auch zwei gute Nachrichten: Erstens sind Kinderwunschbehandlungen grundsätzlich von der Steuer absetzbar. Und zweitens gibt es zumindest unter bestimmten Voraussetzungen einige finanzielle Hilfe, die man in Anspruch nehmen kann.

Welche finanzielle Unterstützung gibt es von Krankenkassen und Co.?

Die Kosten für in Deutschland erlaubte Kinderwunschbehandlungen werden von den Krankenkassen zum Teil oder sogar komplett übernommen. Das hängt zum einen von bestimmten Voraussetzungen wie dem Alter der Betroffenen und ihrem Familienstand ab, zum anderen von den individuellen Bedingungen oder Vertragsleistungen der Kassen. Darüber hinaus unterstützen auch einige Bundesländer unter bestimmten Voraussetzungen Kinderwunschbehandlungen mit finanziellen Mitteln. Auch in Österreich und der Schweiz gibt es entsprechende Fördermittel.

Gesetzliche Krankenkassen in Deutschland

Die gesetzlichen Kassen sind nach §27a des Sozialgesetzbuches verpflichtet, die Hälfte der Kosten an »Maßnahmen zur Herbeiführung einer Schwangerschaft« zu tragen, wie es auf Bürokratendeutsch so schön heißt. Bis 2003 haben die gesetzlichen Krankenkassen die Kosten für bis zu vier Versuche bei reproduktionsmedizinischen Maßnahmen voll übernommen.

Seit dem Jahr 2004 müssen sie laut Gesetz nur noch die Hälfte der Kosten tragen. Damals ist die Zahl der Behandlungen um fast die Hälfte eingebrochen.

Seither hat es immer wieder Bemühungen gegeben, die Situation für gesetzliche Versicherte zu verbessern. Immer wieder versuchen einzelne Versicherer junge Kunden zu gewinnen, indem sie mit einer höheren Kostenübernahme werben. Per Gesetz sind die Kassen aber nur verpflichtet, 50 Prozent der Behandlungs- und Medikamentenkosten zu übernehmen für insgesamt

▪ acht Inseminationszyklen – ohne eine vorherige Hormonstimulation – oder

▪ drei Inseminationen – mit vorheriger Hormonbehandlung – plus

▪ drei Zyklen einer IVF- oder ICSI-Behandlung.

Wenn die Inseminationen keinen Erfolg haben, können Betroffene im Anschluss noch entweder drei IVF- oder ICSI-Zyklen in Anspruch nehmen.

Vor Beginn der Behandlung muss der Kasse ein entsprechender Behandlungsplan vorgelegt werden, aus dem auch hervorgeht, dass es eine medizinische Notwendigkeit für die Kinderwunschbehandlung gibt. Einige Kassen beteiligen sich im Rahmen der Satzungsleistungen darüber hinaus mit einem Bonus an den Maßnahmen, manche übernehmen die Rechnung sogar komplett.

Die Voraussetzungen für eine Kostenübernahme sind:

▪ Das Paar ist verheiratet, und es werden nur eigene Ei- und Samenzellen der Ehepartner verwendet.

▪ Beide sind mindestens 25 Jahre alt, die Frau darf zudem höchstens 40, der Mann 50 Jahre alt sein.

- Die Behandlung ist medizinisch notwendig, was auch belegt werden muss. Bei einer ICSI beispielsweise sind die Grenzwerte des Spermiogramms genau festgelegt.
- Die Behandlung muss ausreichende Erfolgschancen haben.
- Beide Partner müssen vor der Behandlung einen HIV-Test machen lassen.
- Das Paar hat sich vorher zu den psychosozialen und medizinischen Aspekten der Behandlung beraten lassen.

Die gesetzlichen Krankenkassen teilen die Kosten dann in der Regel auf die beiden Partner auf: Die Kasse der Frau übernimmt beispielsweise die bei ihr anfallenden Kosten für Medikamente, Laboruntersuchungen, Behandlungen sowie die psychosoziale Beratung im Vorfeld. Beim Mann bezahlt die Kasse anteilig seine anfallenden Kosten sowie entsprechende Beratungsleistungen vor einer ICSI oder für eine humangenetische Untersuchung. Manche Krankenkassen verlangen auch, dass beide Partner bei ihnen versichert sind.

Die Liste der Krankenkassen, die mehr als 50 Prozent der Kosten im Rahmen der Satzungsleistungen übernehmen, ändert sich leider jedes Jahr. Wir hatten damals die Auswahl aus etwa 15 bis 20 Krankenkassen, davon waren drei überregional tätig, die anderen oft regional an den Wohnort gebunden. Unsere Kasse übernimmt inzwischen aber nicht mehr die komplette Behandlung, sondern bezuschusst die genannten Maßnahmen nur noch mit einem Bonus von 500 Euro pro Versuch. Es empfiehlt sich deshalb, immer aktuell zu recherchieren, welche Kassen derzeit die Kosten übernehmen. Im Internet stellen Kinderwunsch-Blogs und Vergleichsportale jedes Jahr aktualisierte Listen zur Verfügung. Zudem können Sie gegen Jahresende auch einfach bei Ihrer Krankenkasse anrufen und nachfragen, wie die Regeln im kommenden Jahr sein werden.

Das ist zwar zusätzliche Arbeit, die lohnt sich aber gegebenenfalls.

Die gesetzliche Krankenversicherung kann man übrigens nach 18 Monaten Mitgliedschaft jederzeit kündigen, in der Regel mit einer Kündigungsfrist von zwei Monaten. Da viele Versicherer gezielt mit der Übernahme dieser Maßnahmen werben, muss sich niemand zurückhalten, sofort nach dem Wechsel einen Behandlungsplan einzureichen. Wir haben damals zum 1. Dezember die Kasse gewechselt, am 5. Dezember war unser Plan genehmigt, und am Nikolaustag habe ich angefangen, die Hormone für die IVF zu spritzen.

Private Krankenversicherung in Deutschland

Bei den privaten Krankenkassen sieht das allerdings alles ein bisschen anders aus. Diese prüfen im Einzelfall, ob und wie viel sie übernehmen – und lassen sich dabei immer wieder einiges einfallen, wie der Medizinrechtler Udo von Langsdorff berichtet: »Eine Kinderwunschbehandlung kostet die Versicherungen pro Paar im Durchschnitt etwa 15 000 bis 20 000 Euro. Deshalb versuchen die Kassen natürlich, ihre Kosten zu minimieren.«

Bei Privatversicherten ist eine Voraussetzung für die Kostenübernahme, dass eine organische Ursache für die Unfruchtbarkeit gefunden wird, sonst müssen die Kassen die Kosten nicht übernehmen. Und genau da setzen diese dann an, wenn sie nach Gründen für eine Ablehnung suchen. In der Regel kommen laut Udo von Langsdorff dabei zwei Taktiken zum Einsatz: Entweder verändern die Versicherer kurzfristig ihre Versicherungsbedingungen, sodass dann plötzlich ein Kryozyklus, also wenn Eizellen aus einem vorigen Versuch eingefroren wurden, als eigenständiger, neuer Versuch gewertet wird. Oder sie argumentieren, dass die Erfolgschancen von 15 Prozent nicht gegeben seien. Langsdorff empfiehlt deshalb allen Privatpatienten, sich vor der Behandlung grundsätzlich juristisch beraten zu lassen. Viele Anwälte machen eine solche Erstberatung sogar umsonst und geben dann eine Einschätzung zum Erfolg ab.

Die gute Nachricht für Privatversicherte ist aber: Es gelten keine pauschalen Altersbegrenzungen, und es gibt auch keine maximale Anzahl der Versuche. Das wird individuell im Versicherungsvertrag geregelt. Allerdings gilt hier das »Verursacherprinzip«. Wenn der Mann aufgrund seiner Spermienqualität die Ursache für die Sterilität ist, dann übernimmt seine private Krankenkasse in der Regel die kompletten Behandlungskosten – auch wenn seine Frau gesetzlich versichert ist.

Zusätzliche finanzielle Unterstützung der Bundesländer

Die Bewohner einiger Bundesländer kommen unabhängig von ihrer Krankenkasse in den Genuss einer zusätzlichen Förderung. Seit 2012 stellt das Bundesministerium für Familie, Senioren, Frauen und Jugend (BMFSFJ) finanzielle Mittel zur Unterstützung ungewollt kinderloser Paare zur Verfügung. Allerdings sind die an die Bedingung geknüpft, dass auch das Bundesland, in dem das Paar seinen Hauptwohnsitz hat und in dem auch die Behandlung stattfindet, sich in mindestens gleicher Höhe wie der Bund an den Kosten beteiligt.

Folgende Bundesländer nehmen aktuell an der Fördermaßnahme teil:

▪ Niedersachsen
▪ Thüringen
▪ Sachsen-Anhalt
▪ Sachsen
▪ Mecklenburg-Vorpommern
▪ Berlin

Brandenburg, Hessen und Nordrhein-Westfalen bereiten die Maßnahme derzeit vor und kommen voraussichtlich Ende 2018 beziehungsweise Anfang 2019 hinzu.

Das BMFSFJ betreibt auf www.informationsportal-kinderwunsch.de ein übersichtliches Infoportal, auf dem betroffene Paare einen sogenannten Fördercheck machen und mit acht Fragen herausfinden können, ob sie einen Anspruch auf diese zusätzliche Unterstützungsmöglichkeit haben.

Dabei gelten ähnliche Bedingungen wie für die Kostenübernahme der gesetzlichen Krankenkassen. Mit einem Unterschied: Seit 2016 werden auch unverheiratete Paare gefördert, also solche, die in einer nicht ehelichen, heterosexuellen Lebensgemeinschaft zusammenleben. Voraussetzung ist auch hier, dass das Bundesland, in dem das Paar lebt, sich in gleicher Höhe wie das BMFSFJ beteiligt. Die genauen Unterstützungsbedingungen legt das jeweilige Bundesland selbst fest, auch gibt es oft eine Höchstgrenze für die Kostenübernahme bestimmter Maßnahmen. So übernimmt Berlin beispielsweise nur IVF-Behandlungen bis maximal 800 Euro.

Finanzielle Förderung in Österreich

In Österreich sind die Bedingungen für eine finanzielle Unterstützung zentral geregelt und insgesamt etwas besser als in Deutschland. Dort unterstützt der IVF-Fonds, der vom Hauptverband der österreichischen Sozialversicherungen und vom Familienlastenausgleichsfonds getragen wird, Paare mit bis zu 70 Prozent der Kosten. Die Kostenübernahme gilt für bis zu vier Zyklen einer IVF- oder ICSI-Behandlung und die benötigten Medikamente. Die große Ausnahme ist in Österreich die Insemination. Sie fällt nicht unter das IVF-Fonds-Gesetz und wird deshalb nicht finanziell unterstützt.

Folgende Bedingungen müssen Paare erfüllen:
- Die Frau darf maximal 40 Jahre und ihr Partner 50 Jahre alt sein.
- Die Ursache liegt an verschlossenen, entfernten oder untüchtigen Eileitern der Frau oder einer verminderten Fruchtbarkeit des Mannes.
- Die Frau leidet an Endometriose oder einer anderen Ursache für Unfruchtbarkeit.
- Beide Partner müssen bei einer öffentlichen Krankenkasse versichert sein.
- Die Kinderwunschklinik muss einen Vertrag mit dem IVF-Fonds abgeschlossen haben.
- Eine Ehe oder Lebenspartnerschaft muss bestehen, auch lesbische Paare sind eingeschlossen, nicht jedoch Singles.

Kostenübernahme in der Schweiz

Wieder anders geregelt ist das in der Schweiz. Dort übernehmen die obligatorischen Krankenkassen üblicherweise zumindest bis zum 40. Lebensjahr die Kosten der medizinischen Untersuchung zur Abklärung einer möglichen Unfruchtbarkeit. Wenn es zu einer Behandlung kommt, bezahlen die Kassen zudem die Kosten für die Hormontherapie, inklusive Hormonspritzen, sowie bis zu drei Inseminationen. Auch nach einer Fehlgeburt haben Versicherte einen Anspruch auf drei neue Versuche.

Nicht unterstützt werden dagegen künstliche Befruchtungen, auch nicht von Zusatzversicherungen. Wie in Deutschland können die Kosten für IVF- und ICSI-Behandlungen allerdings steuerlich geltend gemacht werden.

Was ist der rechtliche Rahmen bei der Kinderwunschbehandlung?

Situation in Deutschland

Deutschland gilt beim Thema Reproduktionsmedizin als eher konservatives Land. Zwar stehen Paaren auch hierzulande eine ganze Reihe an Hilfsmitteln und legalen Behandlungsmethoden zur Verfügung, diese sind aber ziemlich strikt im Embryonenschutzgesetz von 1990 reguliert. Die erlaubten Methoden habe ich in diesem Buch bereits ausführlich vorgestellt und fasse sie deshalb hier nur noch einmal kurz zusammen: Betroffene Paare dürfen den Samen des Mannes durch Insemination an die Frau übertragen lassen. Sie können eigene Eizellen entnehmen und durch In-vitro-Fertilisation (IVF) oder Intrazytoplasmatische Spermieninjektion (ICSI) im Reagenzglas befruchten lassen. Bis zu drei befruchtete Eizellen oder Embryonen dürfen dann maximal in einem Zyklus übertragen und übrige Eizellen im Vorkernstadium eingefroren werden – für einen späteren Versuch. Auch die Übertragung von Spendersamen ist unter bestimmten Voraussetzungen erlaubt, so verhält es sich auch nach eingehender Beratung und Zustimmung der Ethikkommission mit Präimplantationsdiagnostik.

Nicht erlaubt sind dagegen die Eizellspende, Leihmutterschaft und die anonyme Samenspende. Experimente an Embryonen wie zum Beispiel das Klonen sind ebenso verboten wie die Geschlechterauswahl bei Spermien und die Verwendung von Samen bereits Verstorbener.

Etwas verquer ist die Rechtslage bei der Embryonenspende, die laut Embryonenschutzgesetz unter ganz bestimmten Voraussetzungen »nicht verboten« ist: Wenn ein Paar noch Embryonen aus einem früheren Versuch eingefroren hat, diese aber nicht mehr benötigt, weil zum Beispiel die Kinderplanung abgeschlossen ist, können diese Embryonen einem anderen ungewollt kinderlosen Paar zur Verfügung gestellt werden. Dann steht der Lebendschutz des Embryos ausnahmsweise über dem sonst als Höchstgut geltenden Kindeswohl. Allerdings kommt es auch hier immer wieder zu Problemen: Im Frühjahr 2018 mussten sich vier Vorstandsmitglieder des Vereins »Netzwerk Embryonenspende« – ein Zusammenschluss von 21 reproduktionsmedizinischen Zentren in Bayern und Baden-Württemberg – vor Gericht verantworten und wurden zunächst freigesprochen. Ihnen wurde unter anderem vorgeworfen, die Vermittlung von eingefrorenen Embryonen kommerzialisiert zu haben. Der Verein nimmt eine Vermittlungsgebühr von 150 Euro – zur Deckung der Verwaltungskosten, heißt es. Im Ausland bezahlen Paare für Eizell- oder Embryonenspenden oft mehrere Tausend Euro. Tatsächlich sind nach eigenen Angaben des Netzwerks seit dessen Gründung 2013 über 25 Kinder zur Welt gekommen, rund 100 Paare warten derzeit auf die Vermittlung von kryokonservierten Embryonen. In Deutschland gilt die Frau als Mutter, die das Kind geboren hat.

Rechtslage in Österreich

In Österreich gibt es seit 2015 eine Novelle des IVF-Fonds-Gesetzes, in der nicht nur die Kostenübernahme, sondern auch die rechtlichen Voraussetzungen geregelt wurden. So müssen seither nicht mehr die Eizellen und Samen des Partners verwendet werden, sondern auch Spendersamen und -eizellen sind zugelassen und werden sogar finanziell unterstützt. Embryonenspende und Leihmutterschaft sind in Österreich weiterhin verboten.

Die Rahmenbedingungen sind weiterhin strikt geregelt: Eine Eizellspenderin muss unter 30 Jahre alt sein, die Empfängerin darf maximal 45 Jahre alt sein. Wenn das Kind 14 Jahre alt ist, hat es ein Recht darauf, zu erfahren, wer die Spenderin ist. Diese ist nicht zu Unterhaltszahlungen verpflichtet, darf aber auch kein Geld für die Eizellspende verlangen. Zudem müssen Paare, die nicht verheiratet sind, vorher eine gerichtliche oder notarielle Beratung über die rechtlichen Folgen der Zustimmung erhalten.

Bei der Samenspende ist das ganz ähnlich geregelt: Auch hier hat das Kind ab 14 Jahren das Recht zu erfahren, wer der

leibliche Vater ist, zudem ist eine Beratung bei Gericht vorge-
schrieben. Der Samen eines Spenders darf bei maximal drei
Frauen eingesetzt werden, ein Vermischen von Spendersamen
ist verboten.

Auch die Regelung zur Präimplantationsdiagnostik wurde mit der Gesetzesnovelle aufgeweicht. Nach drei erfolglosen IVF-Versuchen oder Fehlgeburten darf ein Embryo unter
strikten Voraussetzungen untersucht werden, bevor er in die
Gebärmutter eingesetzt wird. Auch wenn aufgrund der genetischen Veranlagung eines Elternteils das Risiko einer schweren Erkrankung besteht, ist die PID erlaubt. Allerdings dürfen
nur speziell ausgebildete Ärzte in zugelassenen Kliniken eine
PID und anschließende künstliche Befruchtung durchführen.
Auch dürfen die Embryonen nicht zu Forschungszwecken verwendet und maximal zehn Jahre aufbewahrt werden.

Rechtslage in der Schweiz

Auch in der Schweiz wurden die rechtlichen Rahmenbedingungen erst kürzlich angepasst. Sie sind im Fortpflanzungs-
medizingesetz geregelt. Seit Herbst 2017 ist nun auch die
Blastozystenkultur bis Tag fünf der Embryonalentwicklung
erlaubt. Zudem sind die Regeln für eine Präimplantationsdiagnostik beziehungsweise ein Präimplantations-Screening ge-
lockert worden, um mögliche Chromosomenveränderungen
frühzeitig erkennen zu können. In der Schweiz dürfen bis zu
12 Embryonen im Labor weiterentwickelt und maximal drei
Embryonen eingesetzt werden. Kryokonservierte Eizellen und
Embryonen dürfen bis zu zehn Jahre gelagert werden. Die Samenspende ist in der Schweiz ausschließlich bei Ehepaaren

erlaubt, allerdings haben so gezeugte Kinder das Recht, mit 18 die Identität des Spenders zu erfahren. Ein Spender darf maximal acht Schwangerschaften ermöglichen, danach wird er von weiteren Spenden ausgeschlossen.

Wo fange ich überhaupt an, und wie finde ich eine gute Praxis?

Aller Anfang ist schwer, auch in der Kinderwunschbehandlung. Wenn Sie noch ganz am Beginn Ihres Weges zum Wunschkind stehen, wissen Sie vielleicht nicht einmal, wo Sie mit Ihren Fragen hingehen sollen. Sie haben den Gedanken, dass Sie bei der Reproduktion eventuell Hilfe brauchen, noch kaum realisiert und gerade erst von einem Arzt den gefürchteten Satz gehört: »Vielleicht ist es besser, wenn Sie eine Kinderwunschpraxis aufsuchen.«

Laut Dr. David Peet von der Berliner Praxis für Fertilität ist das Bewusstsein, dass man möglicherweise ein Problem hat, ein entscheidender Schritt. Er rät: »Wenn man noch jung ist, also Mitte 20 bis Mitte 30, sollte man es etwa ein Jahr lang mit regelmäßigem Geschlechtsverkehr probieren. Spätestens dann sollte man zur weiteren Diagnostik zu einem Gynäkologen, Andrologen oder ins Kinderwunschzentrum gehen.« Daraus müsse dann aber noch keine Therapie hervorgehen. Er empfiehlt, sich bei der Suche nach einem Arzt oder einer Praxis auf die Erfahrungen und Empfehlungen aus seinem Umfeld zu verlassen und auch beim eigenen Frauenarzt nachzufragen, ob der vielleicht eine Partnerpraxis hat. Die Recherche im Internet ist eine weitere Möglichkeit, aber schwer kontrollierbar.

Viele Praxen bieten zudem Infoabende für Paare an, zu denen jeder unverbindlich kommen kann. Hier erlebt man die Praxen und Räumlichkeiten sowie das Personal und kann sehen, »ob man sich wohlfühlt«, so Peet. Zudem bietet so ein Infoabend die Möglichkeit, Fragen zu stellen und meist auch einen Praxisrundgang zu machen.

Was sind mögliche Fragen?
▬ Habe ich meinen eigenen Arzt, der mich regelmäßig betreut oder wechselt das immer wieder?
▬ Sind alle Arten an Behandlungen in dieser Klinik möglich, oder werden bestimmte Therapien (IUI, GvnP) nicht angeboten?
▬ Wie sind die Schwangerschaftsraten bei Optimalpatienten (25 bis 30 Jahre alt, genügend Eizellen, bei Transfer eines Embryos)?
▬ Wie gut ist die Klinik erreichbar? Telefonisch, per E-Mail, auch am Wochenende?
▬ Wie sind die Öffnungszeiten (gerade am Wochenende oder an Feiertagen)?
▬ Wie modern ist die Ausstattung? Welche Technik wird eingesetzt? Werden auch lesbische Paare oder Singles betreut?
▬ Wie viel Erfahrung hat die Klinik/haben die Ärzte mit bestimmten Behandlungsformen?
▬ Werden Spendersamenbehandlungen gemacht?
▬ Führt die Praxis operative Eingriffe wie Gebärmutter- und Bauchspiegelungen selbst durch?

Entscheidend ist auch der erste Eindruck, den der Arzt und das Personal beim Erstgespräch vermitteln. Hat man das Gefühl, dass es eher ein Verkaufsgespräch ist als ein medizinisches Gespräch, sollte man sich nicht scheuen, eine Zweitmeinung einzuholen. »Manchmal kommen Patienten zu uns, die berichten, dass ihnen direkt zig Behandlungen angeboten wurden – ohne dass ein einziger Blutwert abgenommen wurde«, berichtet Dr. Peet. Sich eine zusätzliche Meinung einzuholen, wenn man das Gefühl hat, übertherapiert zu werden, könne daher nicht schaden. Er warnt aber auch davor, einen Tourismus aus der Suche nach der richtigen Klinik zu machen.

Dabei benennt er einige Qualitätsunterschiede zwischen großen und kleinen Praxen. Große Kliniken haben meist mehr Personal und bieten ein breiteres Spektrum an Behandlungsmöglichkeiten an. Kleine Praxen können sich manche Behandlungsformen wirtschaftlich schlicht nicht leisten und bieten ihre Dienste erst ab einer In-vitro-Fertilisation an. »Bei allem anderen zahlen wir drauf, vor allem, wenn die Krankenkassen die Kosten übernehmen«, sagt Dr. Peet. Eine Insemination kann beispielsweise medizinisch sinnvoll sein, rein wirtschaftlich betrachtet, ist sie für die Kinderwunschpraxis aber ein Zuschussgeschäft. Eine gute Praxis erkenne man deshalb unter anderem auch daran, dass sie auch sanftere Methoden anbietet, erklärt Dr. Peet.

Größere Praxen, die viele Patienten behandeln, hätten zudem meist frisches Verbrauchsmaterial vorrätig und schlichtweg mehr Routine bei den Eingriffen. »Und in der Medizin ist Routine gut, denn wenn etwas oft gemacht wird, wird es oft gut gemacht«, so Peet. Die Ärzte könnten dann auch mit Ausnahmesituationen meist souverän umgehen, weil selbst seltene Situationen ab und zu auftauchen. In kleinen Praxen ist die Stimmung dagegen oft familiärer, der Patient ist nicht nur eine Nummer unter vielen.

Wie läuft das Erstgespräch in einer Kinderwunschpraxis ab?

Ich selbst bin ja eher über Umwege in der Kinderwunschpraxis gelandet, ging es mir doch so wie vielen anderen auch – ich wollte lange nicht wahrhaben, dass das der richtige Ort für mich ist. Schließlich lag das Problem ja alleine bei mir, in eine Kinderwunschpraxis geht man jedoch immer zu zweit.

Als also meine Endokrinologin irgendwann nicht mehr weiterwusste, weil zwar die Hormone anschlugen und einen Zyklus simulieren konnten, ich aber einfach nicht schwanger wurde, schickte sie mich zur weiteren Diagnostik in die Kinderwunschklinik. Ich verließ mich auf ihre Empfehlung und habe es nie bereut.

Anders erging es jedoch Dina S. aus Mecklenburg-Vorpommern. Sie hatte Wochen zuvor einen Termin in der Kinderwunschklinik verabredet, sich extra einen Tag frei genommen und erlebte anschließend Folgendes: »Ich hatte, ehrlich gesagt, eher gemischte Gefühle. Die Schwestern in der Praxis waren wirklich sehr freundlich und haben mir alles gut erklärt. Es war wohl sehr viel los, daher haben wir vor jedem Termin etwa anderthalb Stunden warten müssen. Aber auf so etwas hatte ich mich schon eingestellt. Doch ich muss zugeben, dass ich mit meinem behandelnden Arzt nicht wirklich warm geworden bin. Ich fand ihn sehr trocken und ruppig. Für ihn mag das alles Normalität sein, aber als nervöser, unwissender Patient hätte ich mir etwas mehr Erklärungen gewunscht.

Wir wurden nach dem Spermiogramm, der Blutabnahme etc. in sein Zimmer gerufen. Dort kam er gleich auf den Punkt und erklärte uns, dass das Spermiogramm sehr schlecht aussieht. Da ich nur einen Eileiter habe, der aufgrund von Verklebungen nicht richtig funktioniert, komme für uns nur die ICSI infrage. Mein Freund und ich seien zum Glück bei einer Krankenkasse versichert, die die Behandlungskosten übernimmt. Damit wäre das Finanzielle ja fast von alleine geregelt, fuhr er im Stakkato fort und meinte noch, wir müssten uns ja nur ›zusammenschreiben lassen‹ und könnten sofort loslegen.

Das ging mir dann aber doch ein bisschen schnell. Ich habe ihn also gefragt, wie es aussieht, wenn wir erst nächstes Jahr mit der Behandlung anfangen. Dann könnten wir vorher noch heiraten – wobei es auch noch andere Gründe gebe, zum Beispiel berufliche. Da hat er bestimmt zehnmal darauf gepocht, dass wir uns ja nur schnell ›zusammenschreiben lassen‹ brauchen. Selbst bei der Ultraschalluntersuchung hat er das noch ein paarmal erwähnt. Es kam mir, ehrlich gesagt, so vor, als wenn er uns richtig einreden wollte, sofort mit der Behandlung zu beginnen.

Dann erwähnte er noch nebenbei, dass bei mir vermutlich nicht viele Eizellen produziert werden. Ich solle also meinen AMH-Wert erfragen. Wenn dieser jetzt schon unter 2,0 sei, käme das noch erschwerend hinzu und würde bis nächstes Jahr bestimmt nicht besser.

Vielleicht hatte er nur einen schlechten Tag, das weiß ich natürlich nicht. Wir hatten uns auch schon drauf vorbereitet, dass es aufgrund meiner Vorgeschichte auf natürlichem Wege nicht funktionieren werde. Aber dass das Spermiogramm meines Freundes nun auch noch so schlecht war, damit hatten wir nicht gerechnet. Ich war einfach überfordert und wusste nicht, was ich machen sollte.«

Was sagt uns Dinas Geschichte? Sie hat zwar einerseits eine gute Praxis ausgesucht, wo sie und ihr Freund zunächst komplett durchgecheckt wurden und der Arzt sie sogar auf die Möglichkeit einer Kostenübernahme durch die Krankenkasse hinwies. Das Vertrauen in den behandelnden Arzt ist aber ein ebenso wichtiger Faktor, der hier nicht gewährleistet wurde. Dina erkundigte sich schließlich in einem Internetforum bei anderen Patientinnen der Klinik und wechselte zu einer anderen Ärztin innerhalb der Klinik, die bekannt dafür war, mehr Feingefühl zu besitzen. Ihr erster Arzt war zwar fachlich kompetent und wird von vielen Patienten geschätzt, Dina war bei ihm aber nicht glücklich – und damit auch nicht gut aufgehoben.

Wie sinnvoll sind die angebotenen Zusatzmaßnahmen bei einer künstlichen Befruchtung?

Für ihr Wunschkind sind viele Paare bereit, sehr viel Geld auszugeben. Wer Glück hat, bekommt finanzielle Unterstützung. Wer Pech hat, die gesetzliche Altersgrenze durchbricht oder nicht extra deshalb heiraten möchte, muss teilweise tief in die Tasche greifen, um den Wunsch nach einem eigenen Baby erfüllt zu bekommen. Wenn die Praxis dann beim Aufklärungsgespräch vor der künstlichen Befruchtung mit allerlei »Zusatzangeboten« um die Ecke kommt, kann das ganz schön verunsichern. Sollte man hier knausrig sein? Und wenn es am Ende wegen der 150 Euro mehr nicht klappt? Warten wir einen Versuch ab und machen das dann erst beim zweiten Mal?

Die Aufklärungsbögen (und manch ein versierter Verkäufer-Arzt) vermitteln mitunter den Eindruck, als ob ohne zusätzliche Maßnahmen nicht alle Möglichkeiten ausgeschöpft werden. Doch stimmt das? Was steckt hinter den angebotenen Leistungen, und was davon lohnt sich wirklich? Diese Fragen haben ich Frau Prof. Dr. van der Ven, Reproduktionsmedizinerin aus Bonn, gestellt, die jahrelang gemeinsam mit ihrem Mann an der Universität Bonn zur künstlichen Befruchtung geforscht hat:

Viele Kinderwunschzentren bieten Zusatzleistungen an, die Frauen beim Schwangerwerden helfen sollen. Was halten Sie davon?

Es gibt sehr, sehr viel, was angeboten wird, aber ich muss leider sagen: Das meiste ist nicht wirklich evaluiert – oder eben nicht bei allen Frauen angezeigt. Der ERA-Test beispielsweise, bei dem in Spanien das genaue Implantationsfenster bestimmt werden kann, ist sicher in einzelnen Fällen hilfreich, aber insgesamt im Umfang so breit, dass ich nicht bei jeder Patientin gleich dazu raten würde. Auch eine Biopsie der Gebärmutterschleimhaut und die Bestimmung der Progesteron- und Östrogenrezeptoren können Auskunft darüber geben, ob das Endometrium so weit war oder nicht. Beim ERA-Test wird vieles untersucht, was gar nicht relevant ist. Viele Frauen fragen aber danach, weil die Untersuchung beworben wird und damit Geschäfte gemacht werden.

Aber viele Studien belegen doch zum Beispiel die Wirksamkeit von Endometrium-Scratching. Dabei wird im vorhergehenden Zyklus eines Embryotransfers in der Gelbkörperphase die Gebärmutterschleimhaut leicht eingeritzt, was durch die Wundheilung das Einnisten erleichtern soll.

Beim Endometrium-Scratching setzt man einen Entzündungsreiz. Das kann natürlich einigen Frauen helfen. Wir haben aber an der Uni Bonn mal eine Studie über Immunzellen im Endometrium durchgeführt, und wenn in so einem Fall, also bei einer erhöhten Anzahl von natürlichen Killerzellen in der Gebärmutterschleimhaut, dann durch das Scratching das ungesunde Milieu noch zusätzlich aktiviert wird, dann hat das eher die gegenteilige Wirkung. Es kommt also wieder auf die individuelle Verfassung der Frau an.

Ganz ähnlich ist das beim Assisted Hatching. Gerade bei älteren Frauen kann die Zona Pellucida, die schützende Hülle um den Embryo, etwas zäher sein als bei jüngeren Frauen. Beim Assisted Hatching wird diese Hülle an einer

Stelle etwas ausgedünnt, damit der Embryo besser herausschlüpfen kann. Das Verfahren wurde sogar von der Cochrane-Stiftung analysiert, was so etwas wie ein Ritterschlag ist. Aber es gibt noch mehr Faktoren als die Zona Pellucida, die darüber entscheiden, ob es zur Schwangerschaft kommt. Deshalb gibt es auch da natürlich keine Garantie.

Und noch ein Wort zum Embryo-Glue, einem Verfahren, bei dem der Embryo vor dem Transfer in ein spezielles Kulturmedium kommt, das der Gebärmutterschleimhaut ähneln soll und vor allem aus Hyaluronsäure besteht. Kann dieser »Kleber« wirklich die Einnistung des Embryos unterstützen?

▨ Embryo-Glue ist ein sehr populäres Verfahren, ein echter Verkaufsschlager. Wir haben das eine Zeit lang probiert, aber dann weggelassen, weil wir keinen merklichen Erfolg erkennen konnten. Am Ende muss ich auf die Patienten hören. Wenn eine Patientin eine Methode immer wieder nachfragt und trotz mehrfacher Ausführung verlangt, dann mache ich das auch. Positive Zuversicht ist schließlich auch ein therapeutischer Faktor.

Es gibt natürlich zu allem positive und negative Studien, man muss aber einfach noch abwarten, bis es ausreichend Patientenzahlen gibt, die eine Aussage zulassen. Denn eine gute Studienqualität mit einer hohen Anzahl Patienten, Doppelblindstudien und Kontrollgruppen bekommt man fast nicht hin im Kinderwunschbereich. Frauen, die bereits mehrere erfolglose Versuche hinter sich haben, sind einfach nicht bereit, in einer solchen wissenschaftlichen Studie, bei der mit einer Kontrollgruppe verglichen wird, ob die Maßnahme Auswirkungen hat, das Risiko einzugehen, in der Kontrollgruppe zu landen – denn dann würden sie die erhoffte Maßnahme ja gar nicht bekommen. Daran kranken dann viele Zusatzmethoden, weil sie einfach nicht sinnvoll evaluiert sind.

Ich will und kann Ihnen nicht vorschreiben, ein- oder ausreden, wie viel Geld Sie in Ihren Kinderwunsch investieren und welche Zusatzmaßnahmen Sie dazu buchen. Viele der angesprochenen Leistungen sind durchaus vielversprechend und konnten in ersten Tests und Studien gute Ergebnisse erzielen. Hier gilt wie immer: Sprechen Sie mit Ihrem Arzt und entscheiden Sie dann individuell.

Was sind die rechtlichen Rahmenbedingungen und wie läuft eine Samenspende eigentlich ab?

Im Hollywoodfilm *Delivery Man* mit Vince Vaughn finanziert der Protagonist sein Studium mit Samenspenden, 693 Samenspenden genau genommen. Jahre später stellt sich heraus, dass die Samenbank aufgrund eines technischen Fehlers über einen bestimmten Zeitraum ausschließlich seine Proben an Patientinnen herausgegeben hatte – mit dem schockierenden Ergebnis, dass der arme Titelheld Vater von 533 Kindern ist. Das erfährt er nur, weil 142 dieser inzwischen jungen Erwachsenen die Samenbank verklagen, um seine Identität herauszufinden.

Was im Film recht kurzweilig und humorig erzählt wird – und natürlich ein Happy End hat –, ist für viele Menschen bittere Realität und Grundlage des Streits um Samenspenden nicht nur in Deutschland. »Jeder Mensch hat das Recht, zu erfahren, von wem er abstammt«, erklärte Bundesgesundheitsminister Hermann Gröhe im Juli 2017 bezüglich des neuen Samenspenderregistergesetzes, das seit Juli 2018 gilt. In Deutschland, Österreich und der Schweiz sind Samenspenden grundsätzlich erlaubt, allerdings unterliegen sie strengen Regeln. Der Samenspender bleibt den Eltern gegenüber zwar anonym, das Kind hat aber einen Anspruch darauf, zu erfahren, wer sein genetischer Vater ist. Bislang konnten in Deutschland mit Samenspenden gezeugte Kinder ihre Herkunft nur bei dem Arzt oder der Klinik beziehungsweise Samenbank, die ihre Mutter behandelt hat, erfragen. Das Problem: Die Einrichtungen waren nicht verpflichtet, die Informationen länger als zehn Jahre aufzubewahren. Größere Kliniken und Samenbanken bewahren die Daten zwar meist 30 Jahre auf, aber eine gesetzliche Verpflichtung dazu gab es bislang nicht.

Das hat sich im Sommer 2018 geändert. Seither müssen Samenspenden in einem zentralen Register, angesiedelt beim Deutschen Institut für Medizinische Dokumentation und Information, gemeldet werden, das die Daten ganze 110 Jahre aufbewahrt. Wer vermutet, mit einer Samenspende gezeugt worden zu sein, und mindestens 16 Jahre alt ist, kann im Register personenbezogene Daten des Spenders und der Empfängerin, also Name, Adresse, Geburtsdatum, erfahren und auch freiwillig gemachte Zusatzangaben wie Aussehen oder Schulbildung sowie die Beweggründe für die Samenspende. Was auch neu ist: Der Samenspender wird durch eine ergänzende Regelung im Bürgerlichen Gesetzbuch von der rechtlichen Vaterschaft ausgeschlossen und ist damit von Sorge-, Unterhalts- und Erbpflichten befreit. Bisher war das ein Knackpunkt, warum viele Spender lieber anonym bleiben wollten oder Betroffene sich Samenspenden aus dem Ausland geholt haben.

In Österreich können Kinder von Samenspendern ab dem vollendeten 14. Lebensjahr Auskunft über den Spender verlangen. Auskunftspflicht hat dabei das Kinderwunschzentrum, in dem die Behandlung durchgeführt wurde. In der Schweiz haben Kinder, die durch eine Samenspende gezeugt worden sind, das Recht, mit 18 Jahren beim Eidgenössischen Amt für Zivilstandswesen Auskunft über ihren biologischen Vater zu verlangen.

Gründe für eine Behandlung mit Spendersamen:
▬ Der Partner ist unfruchtbar oder nur eingeschränkt zeugungsfähig.
▬ Bisherige IVF- oder ICSI-Behandlungen blieben erfolglos.
▬ Der Partner hat eine Erbkrankheit, die nicht ans Kind weitergegeben werden soll.
▬ Ein lesbisches Paar oder eine Single-Frau wünschen sich ein Kind.

Lesbische Paare werden nicht in allen Praxen behandelt. Das hängt leider von der Regelung der jeweiligen Ärztekammer eines Bundeslandes ab. Die Bundesärztekammer (BÄK) hatte im Jahr 2006 eine Richtlinie herausgegeben, wonach empfohlen wurde, dass diese Personengruppe nicht behandelt werden soll. Darin steht: »Ziel ist es, dem gezeugten Kind eine stabile Beziehung zu beiden Elternteilen zu sichern.« Aus diesem Grund sei eine künstliche Befruchtung »zurzeit bei Frauen ausgeschlossen, die in keiner Partnerschaft oder in einer gleichgeschlechtlichen Partnerschaft leben«. Allerdings hat die BÄK die Richtlinie im Jahr 2014 zurückgezogen. Trotzdem haben 14 von 16 Landesärztekammern die Richtlinie in ihre Berufsverordnung aufgenommen – und damit zum Berufsrecht gemacht. Wenn Ärzte dagegen verstoßen, können sie ihre Zulassung verlieren.

Auch alleinstehende Frauen werden in der Regel nicht behandelt, weil die Sorge besteht, das Kindeswohl könnte gefährdet sein, wenn kein Kontakt zum Vater besteht. Es gibt eine Vielzahl Ärzte, die sich über die Berufsverordnung hinwegsetzen und lesbische und alleinstehende Frauen trotzdem behandeln. Das lassen sich die Ärzte allerdings teuer bezahlen, nach Recherchen der *taz* aus dem Jahr 2011 bezahlen Betroffene oft sogar den doppelten Preis.

In Österreich ist auch die künstliche Befruchtung mit Spendersamen seit 2015 erlaubt und wird vom IVF-Fonds teilweise gefördert. Auch lesbische Frauen werden behandelt und erhalten finanzielle Unterstützung. In der Schweiz dürfen nur verheiratete Frauen eine Samenspende bekommen.

Wie läuft eine Samenspende ab?

Eine Behandlung mit Spendersamen findet meist im Rahmen einer künstlichen Befruchtung oder über eine Insemination statt. Die Spenderin unterzieht sich dafür einer Hormonbehandlung, dann werden die aufbereiteten Spermien in ihre Gebärmutter gespült, oder es wird eine befruchtete Eizelle eingesetzt. Hin und wieder entscheiden sich Paare – meist lesbische Paare mit einem privaten Spender – auch für eine häusliche Insemination, die dann nicht von Ärzten begleitet wird und generell eher schlechte Erfolgsaussichten hat. Hier kommt häufig die sogenannte Bechermethode zum Einsatz, bei der das Sperma vom Spender in einem ganz normalen Urinbecher gesammelt wird und mit einer Einwegspritze direkt vor den Gebärmuttereingang gebracht wird.

Diese Methode hat auch Erika Traufield angewandt. Sie wollte ihre Tochter möglichst in einer entspannten Umgebung ohne medizinische Intervention zeugen. Den Spender haben sie und ihre Partnerin über das von ihr geleitete Netzwerk »Pride Angel«, das Paare bei der Suche nach Samenspendern unterstützt, gefunden. »Wir haben vier Jahre gesucht, bis wir den richtigen Spender gefunden hatten und ich dann schwanger wurde«, sagt sie. Das Paar hat bereits eine 18-jährige Tochter, die ebenfalls mit einer Samenspende gezeugt worden ist. Damals hatte ein Freund sich als Spender angeboten. Der Kontakt zu ihm ist über die Jahre allerdings weitgehend abgebrochen, das Mädchen hat nur selten Kontakt zu ihrem leiblichen Vater, der weder finanziell noch beratend an ihrer Erziehung beteiligt war.

Umso wichtiger war den Frauen jetzt, einen Spender zu finden, der weiterhin im Leben von Erikas kleiner Tochter präsent sein würde. Einen anonymen Spender aus einer Datenbank wollte das Paar nämlich auf keinen Fall haben.

Solche privaten Spenden sind aber tatsächlich eher selten und rechtlich und moralisch bedenklich. In manchen Ländern sind diese nicht mal erlaubt, oder es ist – zum Beispiel in Brasilien – sogar streng geregelt, wie nah das Verwandtschaftsverhältnis des Spenders sein darf. Private Samenspenden sind in den meisten Ländern, auch in Deutschland, Österreich und der Schweiz, dann erlaubt, wenn sie nicht anonym erfolgen.

Auch in Samenbanken müssen die Spender bestimmte Kriterien erfüllen und werden genau ausgewählt.

Wer darf Samen spenden?

- Männer zwischen 18 und 40 Jahren
- Der Mann ist in hohem Maße fruchtbar.
- Er ist körperlich und geistig fit und gesund.
- Ausgeschlossen werden Männer, in deren Familien chronische und vererbbare Erkrankungen wie Epilepsie, Herzfehler, Asthma, Rheuma oder psychische Erkrankungen vorkommen. Erweiterte genetische Untersuchungen werden vereinzelt angeboten.
- Alle Spendersamen werden auf Infektionskrankheiten wie HIV, Hepatitis und Chlamydien untersucht.

Der Ablauf einer Spende ist strikt geregelt: Männer, die ihre Samenzellen spenden wollen, geben zunächst einige Proben ab, die entsprechend untersucht, aufbereitet und dann tiefgefroren werden, wenn sie den hohen Mindeststandards entsprechen. Steht ein Mann einmal als Spender unter Vertrag, kann er regelmäßig spenden. Frühestens nach sechs Monaten findet ein erneutes Infektionsscreening statt, und nur wenn die Proben frei von Infektionen sind, kann der Samen des Mannes für eine Kinderwunschbehandlung freigegeben und verwendet werden.

Dieser Prozess ist so aufwendig und teuer, dass Samenspenden in Deutschland alleine deshalb recht kostspielig sind. »Die Festkosten sind so hoch, wir arbeiten am Rande des Nullsummenspiels«, sagt Dr. David Peet von der Praxis für Fertilität, der auch Chef der Berliner Samenbank ist. Die Berliner Samenbank hat in Deutschland etwa 60 Kooperationspraxen. Auch alleinstehende und gleichgeschlechtliche Frauen werden behandelt. In Deutschland gibt es in vielen, aber nicht allen Bundesländern Samenbanken, die meisten der knapp 20 Anbieter schicken die Spendersamen allerdings zur Weiterbehandlung an das behandelnde Kinderwunschzentrum. In der Schweiz gibt es insgesamt nur eine Handvoll Praxen, die Samenspenden vermitteln. Dort ist allerdings ausdrücklich erlaubt, Fremdsamenspenden aus Belgien, Dänemark, Deutschland, Frankreich, Großbritannien, Niederlande, Schweden, Spanien, Polen und China zu verwenden. In Österreich ist die Verwendung von Samen aus einer ausländischen Samenbank aufgrund der Gesetzeslage jedoch kaum möglich. Dort darf ein Samenspender seinen Samen nur an eine Praxis abgeben und dieser für maximal drei erfolgreiche Behandlungen genutzt werden.

Bei Verwendung von Spendersamen aus einer Samenbank können Paare oder Frauen den Spender in der Regel nach dem Aussehen auswählen: Haarfarbe und Augenfarbe, Größe, Gewicht, Bildungsstand und Blutgruppe werden aufgeführt. Zusätzlich können Männer auch die Beweggründe angeben, die sie zur Spende veranlasst haben, sowie Interessen und Hobbys. Oft sind auch Kinderfotos der Spender einzusehen.

Das neue Samenspenderregistergesetz gibt unter anderem der Forderung nach, dass auch Spenderkinder ein Recht darauf haben, zu erfahren, woher sie kommen. Dem Verein »Spenderkinder« zufolge haben 80 Prozent der so gezeugten Kinder nämlich genau wie adoptierte Kinder das Bedürfnis, zu erfahren, wer ihr biologischer Vater ist. Viele Eltern halten die Zeugung durch Samenspende nach wie vor geheim, weil sie Angst vor den Reaktionen der Gesellschaft oder vor der Ablehnung durch ihr Kind haben. Es gibt deshalb inzwischen zahlreiche Interessenvertreter von Spenderkindern, die sich dafür einsetzen, dass Eltern möglichst transparent mit der Samenspende umgehen. Sie haben Bücher und Broschüren veröffentlicht, die Eltern dabei helfen, dieses schwierige Thema anzusprechen. Auch Psychologen raten betroffenen Eltern, ihre Kinder frühzeitig aufzuklären. Tatsächlich konnte in Studien belegt werden, dass es in Familien mit aufgeklärten Kindern zu weniger Konflikten zwischen Müttern und ihren Kindern kommt.

Die Erfolgschancen einer Insemination nach Samenspende werden mit einer Schwangerschaftschance von 16 bis 19 Prozent angegeben, wenn die Frau unter 40 Jahre alt und ohne Fruchtbarkeitsstörungen ist. Die Geburtenrate liegt bei etwa 14 Prozent. Nach einer IVF- oder ICSI-Behandlung mit Spendersamen kommen etwa genauso viele Kinder zur Welt wie bei der Befruchtung mit Samen des eigenen Partners, nämlich 15 bis 25 Prozent. Da die Schwangerschaftsraten bei einer IVF-Behandlung deutlich höher sein können (bis zu 45 Prozent), rät Dr. Peet seinen Patientinnen, abzuwägen, ob diese

Methode nicht die bessere Wahl ist, gerade wenn sie weit dafür anreisen. Eine IVF mit Spendersamen koste in etwa so viel wie fünf donogene Inseminationen. Auch in Österreich ist seit 2015 erlaubt, In-vitro-Behandlungen mit Spendersamen durchzuführen.

Samenspende im Ausland

Der häufigste Grund, weshalb Paare sich für eine Samenspende im Ausland entscheiden, ist die Anonymität – und der damit verbundene günstigere Preis. Auch ist es für lesbische und alleinstehende Frauen oft einfacher, im Ausland eine Samenspende durchführen zu lassen. In Deutschland hängt es wie bereits beschrieben vom Bundesland beziehungsweise von der dort geltenden Ärzteberufsverordnung ab, ob Ärzte lesbische und alleinstehende Frauen behandeln dürfen. Dass die Rechtsfolgen für Ärzte, die sich darüber hinwegsetzen, oft so unklar sind, könnte ein Faktor sein, warum gerade lesbische Frauen und Singles so oft Spendersamen im Ausland beziehen. Ein weiterer ist, dass nicht alle deutschen Samenbanken diese Personengruppen behandeln. In der Schweiz werden sie von vornherein ausgeschlossen. Einzige Ausnahme ist hier Österreich, wo auch lesbische Frauen ausdrücklich behandelt werden dürfen und sogar finanzielle Förderung erhalten.

Auch bei der Samenspende im Ausland ist die Frage der Rechte und Pflichten des Spenders ein Knackpunkt. Dabei geht es vor allem um Sorgerechtspflichten, Unterhalts- und Erbschaftspflichten. Normalerweise gilt dabei die Gesetzgebung im jeweiligen Land der Behandlung. In manchen Ländern ist der Spender wie in Deutschland von Unterhalts- und

Erbschaftsansprüchen befreit, auch bei einer offenen (nicht anonymen) Spende. In anderen Ländern bleiben die Spender aber sogar per Gesetz anonym, oder es gibt keine entsprechende Rechtsprechung. Dann sind zwar die Spender vor etwaigen Forderungen geschützt, es führt aber zu einem moralischen Dilemma, da die so gezeugten Kinder nicht herausfinden können, von wem sie abstammen, was sie in einen persönlichen Konflikt stürzen kann.

In der EU müssen deshalb die Behandlungsdaten und Identität des Spenders mindestens 30 Jahre lang aufbewahrt werden. In anderen Ländern gibt es eine solche Regelung nicht. Hier sind Betroffene in der Pflicht, sich über die örtlichen Gesetze zu informieren.

Was für Angebote gibt es im Ausland und wie gehe ich damit um?

Sehr vielen Paaren kann in deutschen Kinderwunschpraxen geholfen werden, was man auch an der stetig steigenden Zahl der jährlichen Behandlungen sehen kann. Auch die Erfolgsquoten sind in Deutschland im internationalen Vergleich hoch: Etwa 30 Prozent der behandelten Frauen wurden schwanger, etwa 20 Prozent brachten ein Kind zur Welt.

Es gibt aber immer wieder Fälle, bei denen es mit den in Deutschland angebotenen Möglichkeiten nicht klappt oder die aus dem Raster fallen, zum Beispiel weil die Patienten zu alt sind oder weil lesbische oder alleinstehende Frauen keinen Arzt finden, der die Behandlung bei ihnen durchführen möchte. Manche Paare treibt auch die Suche nach einem vermeintlichen Schnäppchen über die Grenze. Dem Informationsportal der Bundeszentrale für gesundheitliche Aufklärung zufolge entscheiden sich jährlich mehrere Tausend Paare für eine Kinderwunschbehandlung im Ausland. Die genaue Zahl ist aber unbekannt.

Das IVF Spain ist ein Kinderwunschzentrum in Alicante, das nach eigenen Angaben jährlich Hunderte Kunden aus Deutschland behandelt, Tendenz steigend. Auch viele Schweizer, Engländer und Skandinavier zählten zu den Kunden. Das Zentrum ist speziell für seine internationale Klientel ausgerichtet: Viele Ärzte dort sprechen Deutsch, und in Deutschland legale Behandlungen kann man sogar über die Krankenkassen abrechnen lassen. Auch hat der Chef des IVF Spain, Dr. Jon Aizpurua, in Deutschland studiert. Er kennt die Situation hierzulande ebenso wie die in Spanien und anderen Ländern.

Herr Aizpurua, aus welchem Grund kommen Patienten aus Deutschland in Ihre Klinik in Alicante?

▣ Die meisten kommen tatsächlich, weil sie in Deutschland nicht mehr weiterkommen oder nicht mehr weiterwissen. Oft hat das mit Eizellspende oder Präimplantationsdiagnostik zu tun. Beides dürfen wir in Spanien anbieten und können damit sehr gute Erfolge nachweisen. Wir haben sogar einige Kassenpatienten, die die Behandlung bei uns bezahlt bekommen, solange wir nachweisen, dass wir nach dem deutschen Arbeitsschutzrecht arbeiten. Die Kassen wissen, dass bei uns weniger oft ein weiterer Zyklus nötig ist als in Deutschland. Und wenn die Kunden die Kosten für die Reise selbst tragen, dann ist es den Kassen egal, wo sie die Behandlung machen, schließlich gilt freie Arztwahl in Europa.

Sie sagten eben, dass Sie weniger oft einen zweiten Versuch brauchen. Woran liegt das?

▣ Das liegt vor allem an den Möglichkeiten, die wir in Spanien haben. Unser Spielraum ist größer: Neue Technologien und Präimplantationsdiagnostik haben einen massiven Einfluss auf die Entwicklung der Reproduktionsmedizin. Früher hat man quasi blind Embryonen übertragen, in Deutschland ist das heute noch teilweise der Fall. Wir wissen aber inzwischen, dass bei Frauen um die 40 fast drei Viertel ihrer Eizellen nicht mit dem Leben vereinbar sind, und selbst von denen, die es geschafft haben, fünf Tage lang zum Blastozysten zu reifen, schaffen es 65 Prozent nicht. Wenn wir diese Embryonen aber untersuchen, bevor sie übertragen oder eingefroren werden, können wir sehr genau sehen, welche es schaffen werden.

Diese Selektion ist in Deutschland verboten, weil man nicht »Gott spielen« will.

▬ Ja, aber das ist doch eine falsche Annahme. Wir entscheiden ja nicht, welche Embryonen es schaffen und welche nicht. Das macht immer noch die Natur. Wir lesen und interpretieren diese natürliche Selektion nur – und setzen dann nur die Eizellen ein, die gesund sind und die besten Chancen haben, es zu schaffen. Dieses Verfahren hat die Möglichkeiten der Reproduktionsmedizin vervielfacht.

Wie das?

▬ Wir konnten die Schwangerschaftsraten massiv verbessern, insgesamt die Behandlungszeiten verkürzen und Mehrlingsschwangerschaften quasi eliminieren. Außerdem können wir bei der Diagnose sehr viel genauer auf die Patienten eingehen und sie besser beraten. Das alles fehlt in Deutschland. Es ist, als würde man einen 100-Meter-Lauf mit zusammengebundenen Schuhen laufen.

Und die Embryonen nehmen dabei keinen Schaden?

▬ Nein. Früher kam das häufiger vor, weil man in einem früheren Stadium, als Achtzeller zum Beispiel, eine Zelle entnommen hat. Heute warten wir länger und untersuchen die Embryonen, wenn sie bereits aus 200 Zellen bestehen und besser mit der Manipulation fertig werden.

Sie sprachen gerade die Diagnostik an. Was ist da anders als in Deutschland?

Meistens kommen zu uns ja Paare, die in Deutschland schon einen oder mehrere erfolglose Versuche hinter sich haben, die Altersgrenze überschritten haben und etwas frustriert sind. Wir schauen also immer erst mal: Was ist eigentlich bisher passiert? Woran liegt es, dass die bisherigen Versuche fehlgeschlagen sind? Wir gehen dabei sehr analytisch und systematisch vor, benutzen mathematische Algorithmen, die die Patienten in eine Skala einordnen und uns helfen, ihre nächsten Möglichkeiten herauszufiltern. So können wir sehr genau darstellen, wo eine Frau steht und welche Optionen sie hat.

Klingt sehr datenintensiv und kompliziert. Ist das denn wirklich nötig? Können die Patienten damit etwas anfangen?

Oh ja. Die verstehen das sehr gut, es hilft vielen sogar, die Fakten so zu sehen. Es hat aber auch einen psychologischen Effekt. Viele kommen mit Ängsten, andere mit Naivität, und wieder andere sind sehr verschlossen gegenüber bestimmten Maßnahmen. Wir müssen also erst mal bei der Orientierung helfen: Wie stark ist der Kinderwunsch und wie weit würden sie dafür gehen?

Da kommt dann häufig die Eizellspende ins Spiel, nehme ich an.

Eizellspende ist das Eldorado der Reproduktionsmedizin. Wenn wir davon ausgehen, dass mehr als 90 Prozent der Fälle sehr stark mit dem Alter der Frau zusammenhängen – was ganz verschiedene Gründe hat, aber einfach Fakt ist –, dann nimmt das einen immer größeren Stellenwert bei uns ein.

Und was sind die Grenzen der Reproduktionsmedizin bei Ihnen in Spanien?

Insgesamt haben wir ja einen guten internationalen Ruf, viele kommen zu uns, weil sie gehört haben, dass wir auch in schwierigen Fällen zu guten Ergebnissen kommen. Nicht erlaubt ist hierzulande aber die Leihmutterschaft. Sie wird aber nicht ganz so dämonisiert wie in Deutschland, wir dürfen unsere Kunden an Partnerkliniken in Kanada oder Portugal vermitteln und zu dem Thema beraten. Ich habe da selbst eine große Wandlung durchgemacht. Ich war früher kein Fan der Leihmutterschaft. Dann musste ich meiner Nichte mit gerade mal 17 Jahren mitteilen, dass sie ohne Gebärmutter geboren ist. Aber ich habe sie beruhigt und gesagt: Du wirst deine Kinder haben, keine Angst. So etwas kann die eigene Meinung beeinflussen.

Wie läuft die Behandlung in Spanien ab? Müssen die Patienten für alle Schritte anreisen?

◉ Bluttests und Ultraschalls machen viele Patienten zu Hause, aber die Embryonen müssen natürlich hier transferiert werden. Also ab und zu müssen sie schon anreisen. Wir holen die Patienten aber in der Regel am Flughafen ab, bringen sie in ihr Hotel und versuchen, das so angenehm wie möglich zu machen.

Lohnt es sich denn finanziell, nach Spanien zu kommen?

◉ Ganz ehrlich, die Kosten sind ähnlich wie in Deutschland, vielleicht ein bisschen günstiger. Eine IVF im natürlichen Zyklus kostet 1500 Euro, ein Kryozyklus ist etwas günstiger, und mit Medikamenten sind wir bei etwa 3000 Euro. Mit PID kommt man aber auch mal auf 5000 Euro oder mehr. Eine Eizellspende kostet zwischen 4000 und 15 000 Euro. Der Preis variiert, wenn mehr als ein Embryo eingesetzt werden soll. Wer eine bestimmte Spenderin wünscht, muss zudem gegebenenfalls einige Zeit warten.

Für wen lohnt sich also die Reise?

◉ (lacht) Ich würde natürlich jedem dazu raten, nach Spanien zu kommen, aber so viel Kapazität haben wir gar nicht. Im Normalfall sollte es bei einer Frau bis 38 Jahren in zwei Zyklen mit der Schwangerschaft klappen, wenn in Deutschland zwei Embryonen übertragen werden. Wenn man dann das Gefühl hat, dass etwas nicht stimmt, sollte man sich überlegen, doch weitere Maßnahmen zu ergreifen.

Die Zahl der Paare, die sich für eine Behandlung im Ausland entscheiden, ist im Vergleich zu inländischen Behandlungen verschwindend gering. Nicht immer machen Betroffene gute Erfahrungen, und der Schritt sollte immer sehr gut überlegt sein. Die medizinischen und rechtlichen Standards sind oft nicht mit denen in Deutschland, Österreich oder der Schweiz vergleichbar. Auch lassen sich manche Betroffenen (gerade Frauen weit über 40) verleiten, mehr Embryonen als empfohlen einsetzen zu lassen, was sowohl für die Mutter als auch für die Kinder ein erhebliches Gesundheitsrisiko darstellt. Es gibt im Internet zahlreiche Vergleichsplattformen und Foren, in denen sich Betroffene über ihre Erfahrungen im Ausland austauschen. Zweimal hinschauen lohnt sich oft.

Wie läuft eine Eizellspende (im Ausland) ab, und welche rechtlichen Risiken gibt es dabei?

In Deutschland ist es verboten, dass eine Frau ihre Eizellen einer anderen zur Verfügung stellt, damit diese befruchtet und der anderen Frau eingesetzt werden können. Genau dieses Verfahren wäre Schätzungen zufolge aber für etwa 2000 bis 3000 deutsche Frauen im Jahr die einzige Möglichkeit, selbst ein Kind bekommen zu können. »Die Eizellspende ist meiner Meinung nach aus merkwürdigen Gründen in Deutschland ausgeschlossen«, sagt der Medizinrechtsanwalt Holger Eberlein, der sich seit 25 Jahren mit dem Thema auseinandersetzt und einige öffentlichkeitswirksame Rechtsstreite dazu geführt hat. Das Hauptargument gegen die Eizellspende: Es sei unklar, ob das Kindeswohl dabei zu Schaden kommt. Wissenschaftliche Untersuchungen aus Ländern, in denen Eizellspenden legal sind, zeigen aber, dass eine solche Spende dem Kindeswohl nicht schade. »Trotzdem ändert der Gesetzgeber es nicht – und treibt so jedes Jahr Tausende Betroffene ins Ausland«, sagt Eberlein. Dort ist der medizinische Standard aber oft schlechter als in Deutschland, die Kosten müssen zudem meist komplett selbst getragen werden, und sollte es zu Problemen kommen, ist es schwierig, sein Recht einzufordern.

Zudem tragen zumindest einige der Beteiligten ein gewisses rechtliches Risiko: »Die Frau wird nicht bestraft, aber alle, die sie in Deutschland unterstützen, gehen ein Risiko ein. Selbst der Ehemann, der seine Frau ins Ausland fährt, kann wegen Beihilfe zu einer Straftat belangt werden«, erklärt Eberlein. Auch Ärzte, die die Frauen beispielsweise mit Hormonen auf die Eizellübertragung vorbereiten oder Ultraschalluntersuchungen durchführen, machen sich strafbar. Erst im Sommer 2017 stand in Augsburg eine Sozialpädagogin vor Gericht, die Frauen im Rahmen einer Beratung mit tschechischen Kliniken in Kontakt gebracht hat. Sie wurde zwar zunächst freigesprochen, die Staatsanwaltschaft ist aber in Berufung gegangen. Eberlein warnt betroffene Paare deshalb davor, den Schritt ins Ausland überhastet zu gehen. »Man muss sich vorher gut überlegen, wie stark der Kinderwunsch ist, und hinterfragen, ob man bereit ist, das Risiko einzugehen und die Kosten auf sich zu nehmen«, sagt der Anwalt.

In vielen Ländern sind die gesetzlichen Voraussetzungen sehr viel liberaler als in Deutschland und der Schweiz, wo die Maßnahme ebenfalls verboten ist. In Österreich zum Beispiel ist die Eizellspende zumindest seit der Gesetzesnovelle erlaubt. Auch in Spanien, Tschechien und den Niederlanden ist die Spende unter unterschiedlichen Voraussetzungen möglich, sogar im katholischen Polen. In den Niederlanden beispielsweise werden die Daten der Spenderin und der Empfängerin in einer Datenbank gespeichert, ebenso in Österreich. In Spanien und Tschechien hingegen ist die anonyme Eizellspende möglich, ebenso in Dänemark. In den meisten Ländern darf den Spenderinnen nichts für die Spende bezahlt werden, die Leistung muss freiwillig erfolgen.

Die Gründe für eine Behandlung mit einer Eizellspende sind vielfältig:

- Die Frau ist ohne Eierstöcke zur Welt gekommen, oder diese wurden ihr aufgrund von Krankheit (Krebs) entfernt.
- Die Wechseljahre haben vorzeitig eingesetzt, und es findet keine Eizellreifung mehr statt.
- Die Qualität der eigenen Eizellen ist zu schlecht.
- Der Vorrat an Eizellen ist erschöpft

Sabrina W. war noch nicht einmal 25 Jahre alt, als ihre Frauenärztin ihr zu mehr Untersuchungen riet. Zu dem Zeitpunkt hatten sie und ihr Mann Andreas bereits über ein Jahr lang erfolglos versucht, schwanger zu werden. »Ich hätte nicht gedacht, dass bei ihm etwas rauskommt, da er bereits ein Kind hatte«, erinnert sich Wiesner. Tatsächlich ergab das Spermiogramm aber, dass seine Zeugungsfähigkeit bei nur etwa zwei Prozent lag. Schnell war klar: Nur eine ICSI-Behandlung kommt infrage. Um den kostspieligen Wunsch zu erfüllen, zog das Paar Anfang 2013 in eine kleinere Wohnung, fing an zu sparen und suchte sich eine Krankenkasse, die die Behandlung übernimmt. Doch die Hoffnungen blieben unerfüllt, die künstliche Befruchtung scheiterte.

Sabrina W. war am Boden zerstört und suchte Hilfe in einer Facebook-Gruppe. Eine angebliche Leidensgenossin machte ihr die Behandlung in Spanien schmackhaft und versprach, sie bei der Vermittlung zu unterstützen. Da deutsche Krankenkassen unter Umständen auch die Behandlung im Ausland übernehmen, ließen Sabrina und ihr Mann sich auf den Versuch ein, reisten Mitte 2014 zum ersten Gespräch in Europas Süden. Leider schlug auch dort der erste ICSI-Versuch mit Sabrinas eigenen Eizellen und den Spermien ihres Mannes fehl. »Das war eine harte Zeit. Ich habe mit 25 gesagt bekommen, dass meine Eizellen Müll sind. Das zermürbt einen schon – zumal um mich herum alle anfingen, Kinder zu bekommen, manchmal sogar ungeplant«, sagt sie. Doch die Mediziner im IVF Spain rieten ihr, nicht aufzugeben, sondern es mit einer Eizellspende zu versuchen. »Ich war die jüngste Patientin in der Klinik. Die wollten das unbedingt. Kann ja nicht sein, dass sie eine 25-Jährige nicht schwanger bekommen.« Also starteten Sabrina und ihr Mann im Winter 2014 den ersten Versuch, mithilfe einer Eizellspende schwanger zu werden. Die Spenderin wurde vom Kinderwunschzentrum ausgewählt, nach Sabrinas Phänotyp. »Ich wollte damit ehrlich gesagt nichts zu tun haben, wollte nicht wissen, wer sie ist, wie sie heißt. Nur ihr Alter hat man mir genannt.« Sabrina W. musste immer wieder nach Alicante reisen, einmal flog sie sogar morgens hin und abends zurück. »Aber das war zu viel, da ging es mir nicht gut«, erinnert sie sich. Manchmal verbanden sie die Reise mit einem Wochenendtrip, aber immer gab es einen konkreten Anlass. Über den Entwicklungsstand der Eizellen, auch nach der Punktion in der Blastozystenkultur, wurden sie täglich per Mail informiert. Auch, wann sie sich zum Transfer einfinden sollten. In Deutschland wurde Sabrina von einer Frauenärztin betreut, die regelmäßig per Ultraschall kontrollierte, wie weit ihr Zyklus war. Schließlich musste das zeitlich alles zusammenpassen. Doch trotz all der Mühe und Vorbereitung schlug auch dieser Versuch fehl.

Desillusioniert bewarben sich Sabrina und ihr Mann bei der Adoptionsvermittlungsstelle und bemühten sich um eine Pflegeerlaubnis, um ein Pflegekind bei sich aufnehmen zu können. Gleichzeitig versuchte Wiesner, der Frage auf den Grund gehen, weshalb die Einnistung trotz perfekter Embryonen in inzwischen vier Versuchen nicht geklappt hatte. Also schickte sie ihr Blut auf eigene Kosten an ein Speziallabor zur immunologischen Untersuchung. Dabei stellte sich heraus, dass die Konzentration der Killerzellen in ihrem Blut zu hoch war. Vor ihrem nächsten Versuch im Februar 2016 sollte sie deshalb Intralipid-Infusionen bekommen. Eine ERA-Untersuchung in Spanien ergab zudem, dass ihre Gebärmutterschleimhaut nicht typischerweise am fünften Tag nach dem Eisprung empfänglich war, sie musste also früher mit der Gabe von Gelbkörperhormonen beginnen als üblich. Dann endlich stellte sich der gewünschte Erfolg ein: Zwei Blastozysten wurden ihr im Februar 2016 übertragen, im März war klar: Alle beiden hatten sich eingenistet, Sabrina bekommt Zwillinge. Die Schwangerschaft verlief zunächst ohne Komplikationen, die beiden Babys kamen dann aber über einen Monat zu früh zur Welt – bei Zwillingen nicht unüblich. Inzwischen sind die beiden über ein Jahr alt, die Wiesners schweben im Familienglück. »Für mich macht die Biologie überhaupt keinen Unterschied, das sind meine eigenen Kinder«, erklärt die heute 29-Jährige und freut sich: »Sie sehen mir sogar ähnlich, das sagen viele Leute, wenn ich mit ihnen unterwegs bin.« Sabrina ist von Natur aus rothaarig, und tatsächlich haben auch die Zwillinge diese Tendenz. »Ich finde, die Klinik hat das toll gemacht. Und dass sie nicht biologisch mit mir verwandt sind, ist mir so was von egal. Das kann man sich vielleicht nicht vorstellen, wenn man nicht betroffen ist. Aber uns macht das nichts aus.« Das Paar denkt inzwischen über ein Geschwisterchen für seine Zwillinge nach – und will dafür wenn möglich dieselbe Spenderin nehmen.

> **Was Sie noch wissen sollten**
> Die Kosten für eine künstliche Befruchtung mit Eizellspende variieren von Land zu Land. In Spanien kostet die Behandlung etwa zwischen 5000 und 15 000 Euro, in Dänemark im Basispreis rund 6000 Euro, in Tschechien ist sie etwas günstiger und schon ab 3000 Euro zu haben.

Wie funktioniert Leihmutterschaft, und warum ist sie so umstritten?

Ein rechtlich und ethisch überaus kompliziertes Thema ist die Leihmutterschaft. In Europa ist sie in den meisten Ländern verboten, in den USA oder Kanada dagegen recht weit verbreitet und nicht zuletzt dank der Popkultur fast schon zur Normalität geworden. Als Reality-TV-Sternchen Kim Kardashian und der Sänger Kanye West ihr drittes Kind Chicago per Leihmutter ankündigten, wunderte sich über diesen Schritt kaum einer. Es gab sogar eine opulente Babyshower für das kleine Mädchen, stolz wurde es kurz nach der Geburt auf Instagram der Welt vorgestellt – genau wie die beiden großen Geschwister, die Kardashian selbst ausgetragen hat.

Auch wenn böse Zungen zunächst gelästert hatten, dass die Reality-Queen schlichtweg zu bequem für eine weitere Schwangerschaft sei oder ihre Figur nicht verlieren wolle, so hatte Kardashian doch gute Gründe für diesen Schritt: Nach zwei Risikoschwangerschaften rieten ihr die Ärzte dringend davon ab, noch ein Kind selbst auszutragen. »Präeklampsie und Placenta accreta bedeuten ein hohes Risiko. Als ich ein drittes Kind wollte, sagten mir die Ärzte, dass es gefährlich für meine Gesundheit – oder die des Babys – sein könne, es selbst auszutragen«, erklärt Kardashian ihren Fans wenige Tage nach Chicagos Geburt diesen Schritt, der ihr dennoch nicht leichtgefallen sei. »Es war so schwer, mein eigenes Kind nicht selber auszutragen. Besonders, nachdem ich North und Saint bekommen habe«, so die Reality-Queen laut *Gala*. Doch ihre Sorge blieb unbegründet. Nach der Geburt hätten sie und ihr Ehemann sofort eine Bindung zum Baby aufgebaut.

Leihmutterschaft gibt es in vielen Formen. Im Fall von Kardashian und West wurde einer Leihmutter eine Eizelle Kardashians eingesetzt, die mit Wests Samen befruchtet worden war. Das Kind ist biologisch also das leibliche Kind des Promipaares. Man nennt das gestationale Leihmutterschaft. Aber auch andere Kombinationen sind denkbar: So könnte die Eizelle der Leihmutter mit dem Samen des Wuscheltern-Vaters oder eines Spenders befruchtet werden oder eine gespendete Eizelle mit Spendersamen befruchtet werden. Auch ein gespendeter Embryo kann der Leihmutter übertragen werden. Oft ist gesetzlich geregelt, welche Verfahren angewendet werden dürfen.

Die Bedenken gegen eine Leihmutterschaft, haben vor allem zwei Ebenen: eine rechtliche und eine moralisch-soziale. Rechtlich gesehen ist in fast allen Ländern die Frau, die ein Kind austrägt, auch die Mutter, Biologie hin oder her. Ist diese Frau verheiratet, ist ihr Mann damit der juristische Vater. Das Kind muss nach der Geburt also zur Adoption freigegeben und von den Wunscheltern adoptiert werden – selbst wenn diese rein genetisch die biologischen Eltern des Kindes sind.

Nur wenige Länder erlauben die Leihmutterschaft: In Russland, Thailand, Indien oder der Ukraine, sowie einzelnen Staaten der USA ist es sowohl möglich, aus altruistischen als auch aus kommerziellen Gründen eine Leihmutter zu bemühen. Hier fließt in der Regel sehr viel Geld, in den USA teilweise bis zu 250 000 Dollar. In Ländern wie beispielsweise Australien, Kanada, Großbritannien und den Niederlanden ist nur die Form der altruistischen, also nicht kommerziellen Leihmutterschaft erlaubt. Auch Dänemark und Belgien erlauben das Verfahren unter bestimmten Voraussetzungen. Einen Überblick über die Rechtslage in einzelnen Ländern gibt die Datenbank des Max-Planck-Instituts für ausländisches und internationales Strafrecht.

Doch auch wenn Leihmutterschaft in Deutschland, Österreich und der Schweiz illegal ist, so gibt es dennoch immer wieder Paare, die sich für diesen Weg entscheiden und eine Leihmutter im Ausland suchen. Vor allem für homosexuelle Paare ist das oft der einzige Weg, um Kinder zu bekommen. Im Behördenalltag ist das zwar nicht gerne gesehen, wird aber oft abgenickt, erklärt der Medizinrechtsanwalt Holger Eberlein. Konkret heißt das: Wenn ein deutsches Paar beispielsweise von einer amerikanischen Leihmutter ein Baby austragen lässt und nach der Geburt einen US-Gerichtsbescheid vorlegen kann, der es als Eltern nennt, müssen deutsche Standesämter das akzeptieren. Das sei in einigen Gerichtsentscheidungen bestätigt worden. Wichtig ist dabei aber, dass ein offizieller Bescheid aus dem Ausland vorliegt. Das gilt nicht nur für die USA, sondern auch für andere Länder, in denen Leihmutterschaft legal ist. Bisher sei das aber kaum vorgekommen. Der Anwalt kann lediglich einen Fall aus der Ukraine nennen. Familienrechtlich sieht er ohnehin keine Probleme, und er nennt einige Fälle, in denen die Leihmutter weiterhin Kontakt zur Familie unterhält.

Probleme gibt es vor allem dann, wenn die Verträge, die Wunscheltern und Leihmutter schließen, gebrochen werden. In vielen Ländern gelten diese nur als Absichtserklärungen, es ist daher kaum möglich, juristisch dagegen vorzugehen. Auch dass das Kind zum Objekt eines Rechtsvertrags wird und dass in manchen Verträgen Abtreibungsklauseln vorkommen, stößt immer wieder auf Kritik. In manchen Ländern bleiben die Leihmütter zudem anonym, die Wunscheltern erhalten keinerlei Information über sie und ihre Lebensumstände, was nicht nur rechtlich, sondern auch moralisch zu bedenken ist.

Ethisch gesehen sprechen noch einige andere Argumente gegen die Leihmutterschaft: Aus Ländern wie beispielsweise Indien ist bekannt, dass Leihmütter ausgebeutet werden. Für die Wunscheltern ist oft nicht nachvollziehbar, unter welchen Bedingungen die Leihmutter den Vertrag eingegangen ist, wie sie betreut und entlohnt wird. Leihmütter gehen ein erhebliches Gesundheitsrisiko durch die Schwangerschaft ein. Zudem besteht die Gefahr, dass die Frau während der Schwangerschaft eine Bindung zum ungeborenen Kind aufbaut und es nicht hergeben will. Andererseits kann natürlich auch passieren, dass die Frau nicht auf sich und ihren Körper achtet und so die Gesundheit des Kindes gefährdet. Auch ist völlig unklar, welche Bedeutung sich für das Kindeswohl ergibt, wenn es von einer anderen Frau ausgetragen wird und leiblich mit ihr verbunden war.

Alles in allem kann man sagen: Auch wenn es immer wieder valide Gründe für eine Leihmutterschaft geben mag, so ist kein anderes Thema rechtlich und ethisch so umstritten und eine Erwägung dieses Weges will deshalb immer gut durchdacht sein.

Welche Optionen haben Singles und homosexuelle Paare?

Die Situation gleichgeschlechtlicher Paare und Singles ist zumindest in Deutschland nicht einfach. Lesbische Paare und

Single-Frauen können zwar theoretisch recht einfach mithilfe einer Samenspende ein Kind bekommen, praktisch kommt es aber immer wieder zu Problemen.

Lesbische Paare

Am einfachsten ist die Situation noch für lesbische Paare: Wie bereits bei der Samenspende erwähnt, können auch lesbische Paare eine Befruchtung mit Spendersamen durchführen lassen – zumindest in einigen Bundesländern. Das Bundesverfassungsgericht hat entschieden, dass jeder das Recht auf Kenntnis der eigenen Abstammung hat – deshalb sind anonymisierte Samenspenden verboten. Auch eine private Samenspende ist grundsätzlich möglich, die Betroffenen müssen sich aber selbst um alle Formalien kümmern.»Und dann müssen sie auch noch einen Arzt finden, der die Insemination durchführt«, gibt der Rechtsanwalt Holger Eberlein zu bedenken. Denn in etlichen Bundesländern ist es Ärzten laut Berufsverordnung untersagt, lesbische und alleinstehende Frauen in Sachen Kinderwunsch zu behandeln.»Das ist eine unhaltbare Situation, über die manche Ärzte deshalb auch hinwegsehen«, erklärt Eberlein. In Berlin beispielsweise ist die Behandlung erlaubt. Viele lesbische Paare nehmen deshalb den Weg in ein anderes Bundesland in Kauf oder reisen für die Samenspende sogar ins Ausland. Wenn eine der beiden dann ein Kind geboren hat, kann die Partnerin dieses adoptieren, sofern zumindest eine eingetragene Lebensgemeinschaft besteht.

Single-Frauen

Alleinstehenden Frauen wird die Behandlung dagegen oft verwehrt.

Josy L. aus Bremen hat eine regelrechte Odyssee hinter sich, um ihren Kinderwunsch zu erfüllen. »Ich war 15 Jahre lang mit einem Mann zusammen, habe ihm meine besten Jahre geschenkt. Als ich 35 wurde und mein Kinderwunsch akut wurde, hat er mich verlassen«, erzählt sie. »Ich konnte nicht glauben, dass mir das passiert, es ist das älteste Klischee der Welt.« Josy hat sich davon aber nicht entmutigen lassen, stürzte sich in ihre Karriere und verschob den Kinderwunsch. Schließlich hatte sie ja noch ein paar Jahre Zeit, bestimmt würde sie wieder jemanden kennenlernen, der genauso gerne Kinder wollte wie sie. Doch die Jahre vergingen, Josy blieb alleinstehend, war zufrieden. Doch der Kinderwunsch verging nicht. »Ich schreckte manchmal nachts aus Träumen hoch, in denen ich ein Kind verloren hatte«, erinnert sie sich. Mit 38 Jahren sprach sie ihre Gynäkologin an, leitete erste Tests in die Wege. »Ich wollte einfach wissen, ob ich noch Zeit habe, ob es denn theoretisch klappen könnte. Unbewusst habe ich mich wohl da schon entschieden, dass ich meinen Kinderwunsch erfüllen würde – ob mit oder ohne Mann.« Die Ärztin hatte keine guten Nachrichten für Josy, ihre Hormonwerte ließen den Verdacht aufkommen, dass die Wechseljahre bereits eingesetzt hatten. Ihre Eierstockreserven waren verschwindend gering, Josy ging die Zeit aus. »Das war ein Weckruf, dass ich aktiv werden muss.« Josy fing an, sich einzulesen: über Samenspende, Privatspender, Co-Parenting, aber auch Kinderwunschbehandlungen. In Anbetracht ihrer Zeitnot entschied sie sich, Kontakt mit Samenbanken aufzunehmen, und musste schnell feststellen, dass es nicht einfach werden würde, einen Arzt zu finden, der sie behandelt.»Ich verstehe das nicht: Ich lebe in geregelten Verhältnissen, bin eine verantwortungsbewusste, gebildete Frau mit finanzieller Absicherung, ich kann einem Kind alles bieten – nur eben im Moment keinen Vater. Und das soll ein Ausschlusskriterium sein?« Verzweifelte schielte sie über die Grenze nach Dänemark und Holland, fuhr sogar zum Beratungsgespräch nach Kopenhagen. Da erfuhr sie in einem Kinderwunschforum für alleinstehende Frauen von einem Arzt in Norddeutschland, der bereit war, auch Frauen in ihrer Situation zu helfen, und machte einen Termin aus.»Das Erstgespräch war ernüchternd, er bestätigte die Einschätzung meiner Gynäkologin und riet mir direkt zur In-vitro-Behandlung«, erzählt sie. Also kontaktierte sie eine Samenbank, studierte Spenderkataloge und entschied sich schließlich für einen Spender, der ihren Anforderungen entsprach: größer als sie, dunkelhaarig, Akademiker.

Mit der Hormonbehandlung kam die nächste Herausforderung. Josy ist ein Low Responder, nur ein bis zwei Eizellen reiften trotz hoher Hormondosis heran, sie war kurz vor der Überstimulation. Nach zwei abgebrochenen Versuchen schlug ihr Arzt vor, es im natürlichen Zyklus zu versuchen – auch wenn die Chancen da geringer standen. Der erste Versuch scheiterte. Josy gönnte sich eine Pause, fuhr noch einmal in den Urlaub und startete dann einen neuen Versuch. Dieses Mal reiften überraschend zwei Eizellen im natürlichen Zyklus heran.»Es war, als ob mein Körper noch mal alles geben wollte«, sagt Josy. Ein Embryo ließ sich befruchten, wurde Josy eingesetzt – und blieb. Josys kleiner Sohn ist heute zwei Jahre alt.

Nicht alle Frauen haben so viel Glück, Durchhaltevermögen und die nötigen finanziellen Mittel. Denn alleinstehende Frauen werden weder von den Krankenkassen noch vom

Staat oder der Ländern unterstützt und müssen alle Kosten alleine tragen.

Homosexuelle Paare

Noch schwieriger ist es für homosexuelle Männer. Für sie ist die Adoption in Deutschland, Österreich und der Schweiz der einzige legale Weg, dem Wunsch nach einem eigenen Kind nachzukommen. Und auch das geht eigentlich nur, wenn einer der Partner bereits ein leibliches Kind hat und der andere dieses adoptiert. Lesbische Frauen können dem gemeinsamen Kinderwunsch mit Spendersamen nachhelfen, schwule Männer müssen hingegen entweder eine Frau finden, mit der einer der beiden Partner ein Kind zeugen kann, oder sie müssen sich im Ausland eine Leihmutter suchen (und bezahlen), was wiederum rechtlich und ethisch problematisch ist.

Bei der Adoption sind gleichgeschlechtliche Paare noch immer benachteiligt. Zum einen kann dann nur einer der beiden Partner das Kind adoptieren, während der andere keinerlei Mitspracherechte und -pflichten hat, zum anderen sind die Chancen eher gering, dass die Behörden sich bei der Adoption für eine Einzelperson entscheiden, wenn auch ein verheiratetes, heterosexuelles Paar zur Verfügung steht. Daran hat auch die »Ehe für alle« leider nichts geändert. Nach wie vor kommen die meisten Kinder in homosexuellen Partnerschaften aus früheren, heterosexuellen Beziehungen eines der beiden Partner.

Co-Parenting

Eine Form der Elternschaft, die in den letzten Jahren an Popularität gewonnen hat, ist das Co-Parenting. Dabei tun sich Männer und Frauen gezielt zusammen, um gemeinsam ein Kind großzuziehen – ohne dass sie in einer Beziehung zusammenleben oder gar Sex haben. Die Kinder entstehen meist im Rahmen einer künstlichen Befruchtung. Auf den ersten Blick ist das eine schöne, unkomplizierte Sache: Über ein Internetportal finden sich interessierte Männer und Frauen mit Kinderwunsch zusammen, lernen sich kennen, sprechen über Erziehungsideale und Lebensvorstellungen. Das kann die Single-Frau, die ihren Traumprinzen einfach nicht findet, genauso sein wie das schwule Paar, das eine Mutter sucht, die mit ihnen gemeinsam ein Kind bekommt. Das Phänomen Co-Parenting oder platonische Elternschaft würde die Definition von Familie völlig neu schreiben, konstatierte der britische *Guardian* vor einiger Zeit. Die neuen Väter und Mütter begründeten ihre Beziehungen auf rechtlichen Grundlagen und Beziehungsberatung statt auf Dates, Romantik und Sex.

Kompliziert wird es, je mehr Parteien involviert sind: Das Sorgerecht können laut Gesetz nie alle Partner haben, man sollte sich also gut überlegen, wie man das Problem löst. Wie so oft kommt der Trend aus dem angelsächsischen Raum, in den USA und Großbritannien florieren Internetportale, auf denen Co-Eltern sich finden können, bereits seit Jahren. Als Pionierin gilt die Amerikanerin Rachel Hope, die auch ein Buch zum Thema geschrieben hat. *Family by Choice* heißt es, und genau so beschreibt sie auch ihre Familie. Selbst ein Scheidungskind, wollte sie es besser machen und zwischenmenschliche Reibereien zwischen Exliebhabern von vornherein ausschließen. Hope hat bereits zwei Kinder mit zwei Vätern, schließt ein weiteres nicht aus. Sie berät Interessierte, wie man einen potenziellen Eltern-Partner auswählt, auf welche Details man dabei achten sollte und welche Fallstricke lauern.

Auch im deutschsprachigen Raum kommt der Trend langsam an, auch hier gibt es bereits Plattformen, die Co-Eltern zusammenbringen wollen. »Warum sollte ich alleinerziehende Mutter sein, wenn ich sowohl die Sorgen und Nöte als auch die finanziellen Herausforderungen teilen kann?«, sagt Andrea L. aus Berlin. Die 38-Jährige hatte sich eigentlich in einem Forum nach Spendersamen umgeschaut und war schon kurz davor, entnervt aufzugeben. »Gefühlt suchen 80 Prozent der Männer da nur schnellen Sex, es ist widerlich«, ärgert sie sich. Dann kam sie aber mit Lars W., der ebenfalls in Berlin wohnt, ins Gespräch, und sie stellten fest, dass sie viele Ansichten teilten, sowohl politisch als auch gesellschaftlich, und dass beide ein starker Kinderwunsch antreibt. Er fragte sie, ob denn auch Co-Parenting für sie infrage käme. Andrea musste den Begriff erst einmal googeln, erklärte sich dann aber zu einem Treffen bereit. »Wir trafen uns im Park, gingen spazieren, tranken ein Bier und stellten fest, dass wir uns das vorstellen können«, erzählt sie. Im Gegensatz zu einem ersten Date hätten sie Fragen wie Religion und Glauben, das Schulsystem oder Politik nicht ausgeklammert, sondern gezielt thematisiert. Lars war ihr sympathisch – mehr aber auch nicht. »Es war klar, dass wir uns nicht körperlich zueinander hingezogen fühlen. Da konnten wir sehr ehrlich darüber sprechen, was ich als gutes Zeichen gewertet habe.« Ein paar Treffen später war klar: Sie würden es probieren. »Es war die schwerste Entscheidung meines Lebens. Aber da ich im Zweifel bereit bin, das auch alleine durchzuziehen, war es nicht so ein großes Risiko«, so Andrea pragmatisch. Trotzdem bestand sie darauf, erst seine Eltern und seinen Bruder kennenzulernen. »Ich finde, aus dem

Umgang mit der eigenen Familie kann man viel lernen. Außerdem wollte ich die zukünftigen Großeltern meines Kindes wenigstens mal gesehen haben.« Auch ihre Familie wurde eingeweiht, die viele Fragen zementierten den Entschluss der beiden zukünftigen Co-Eltern.

Zwei Inseminationsversuche waren nötig, bis Andrea schwanger wurde, die kleine Greta ist inzwischen drei Jahre alt und lebt die halbe Woche beim Papa und seiner Freundin, die andere bei der Mama. »Es ist natürlich nicht immer einfach, wir haben uns langsam dahin entwickelt, wo wir heute sind. Aber ich habe den Eindruck, dass Greta rundum glücklich und zufrieden ist – und das ist doch die Hauptsache.«

Pflegeeltern

Nicht immer geht es so gut aus. Ralf und Christian M. sind seit Jahren auf der Suche nach einer Co-Mutter, zweimal waren sie bereits kurz davor, eine Heiminsemination zu machen, schienen die passende Frau gefunden zu haben. »Die eine hat dann kurz vorher einen Mann kennengelernt, der von der Idee gar nicht begeistert war. Die andere bekam kalte Füße«, erzählt Christian. Eine Leihmutterschaft kommt für das Paar aus Hannover nicht infrage, die Idee einer Co-Elternschaft mit einer gleichberechtigten Partnerin würde ihnen aber gefallen. »Wir suchen weiter, sind aber vorsichtig geworden und machen uns nicht zu viel Hoffnung. Und haben uns jetzt als Pflegeeltern beworben«, sagt Christian. Ein langwieriger Prozess, der aber auch homosexuellen Paaren offensteht. Pflegschaften sind manchmal zeitlich begrenzt, können aber auch dauerhaft sein und in Adoption resultieren. Die größte Hürde ist das zuständige Jugendamt, das Bewerber einer strengen und oft intimen Kontrolle unterzieht, bevor man als Pflegestelle zugelassen wird. Je nach Wohnort hängt von den Mitarbeitern ab, wie groß eventuell Vorbehalte gegenüber Homosexuellen sind.

Wie gehe ich mit der psychischen Belastung um?

Eine Kinderwunschbehandlung ist kein Spaziergang. Es fällt zwar leichter, das alles durchzustehen, wenn man sich seine Zuversicht bewahrt, aber selbst dem sonnigsten Gemüt vergeht das Lachen irgendwann. Ich kann das Ausmaß meiner persönlichen psychischen Belastung in einer Zahl benennen: sieben. Sieben Kilo habe ich während der Kinderwunschbehandlung zugenommen, man könnte auch sagen, eins pro missglücktem Versuch. Ich bin ein Stressesser, das ist meine Art, zu kompensieren. Andere hingegen fressen alles in sich hinein, finden kein Ventil.

»Ich bin völlig am Ende«, erzählt Annabelle L. »Ich hatte schon Suizidgedanken, Trennungsgedanken von meinem Partner sowieso. Mich haben aber auch die Hormone immer völlig fertiggemacht, ich hatte schlimme Nebenwirkungen.« Bei Annabelle L. hat die Zahl Sieben auch eine besonders negative Bedeutung: Sie hat siebenmal versucht, mithilfe künstlicher Befruchtung ein Kind zu bekommen, zunächst mit einer IUI, dann mit ICSI. Zweimal war der Schwangerschaftstest positiv, allerdings nur für wenige Tage. Die anderen fünf Versuche sind direkt gescheitert. Sie hat viel Zeit gebraucht, um sich einzugestehen, dass ihr Kinderwunsch unerfüllt bleiben wird – zumindest der von einem leiblichen Kind.

Das ist auch der häufigste Grund, warum Paare zu Petra Thorn in die Praxis kommen. Sie ist Sozialarbeiterin und Familientherapeutin und hat im Jahr 2000 die Deutsche Gesellschaft für Kinderwunschberatung (BKiD) mit gegründet, von der sie seit vielen Jahren Vorsitzende ist. »Die meisten Paare kommen zu mir, weil sie über einen Plan B nachdenken wollen oder müssen«, sagt sie. Plan B, das heißt entweder ein Leben ohne Kind oder eine Familienbildung mit sozialer Elternschaft über Adoption, Pflegekinder, Samen- oder Eizellspende. Manchmal haben sich die Paare bereits damit abgefunden, dass sie biologisch nicht weiterkommen, manchmal planen sie noch eine letzte Behandlung, wollen sich aber bereits mit dem auseinandersetzen, was danach auf sie zukommen könnte. Einfach ist die Situation in keinem Fall. »Wenn Paare sich dafür entscheiden, eine andere Möglichkeit der Familienbildung in Betracht zu ziehen, bedeutet das ja, dass ihr eigentlicher Wunsch nach einem leiblichen Kind nicht in Erfüllung gehen wird. Dann setzt erst mal eine Trauerphase ein, die länger oder kürzer sein kann. Erst danach kann man sich den alternativen Möglichkeiten zuwenden«, sagt Therapeutin Thorn. Eine wichtige Entscheidung sei deshalb oft die Frage: Haben wir jetzt schon alles gegeben, oder sind wir bereit, noch weiter zu gehen? »Da gibt es oft unterschiedliche Ansichten unter den Partnern, und es braucht dann auch mal zwei oder drei Sitzungen, um einen Kompromiss oder besser einen Konsens zu erzielen«, sagt Thorn.

Dass die Beziehung unter einer Kinderwunschbehandlung leidet, sei ein normales Phänomen. »Jede Krise belastet die Beziehung. Manche Paare tun sich leichter, andere schwerer damit, in so einer Phase im Gespräch zu bleiben.« Das liege oft an geschlechtsspezifischen Bewältigungsmechanismen, was im Klartext heißt: Frauen redeten tendenziell zu viel, Männer zu wenig über ihre Sorgen. Das kann zu weiteren Spannungen führen, weil er beispielsweise davon genervt ist, dass sie kein anderes Thema mehr kennt, und sie verunsichert ist, weil sie denkt, es pralle alles an ihm ab. Thorn empfiehlt Paaren dann, einen festen Zeitpunkt in der Woche zu vereinbaren, an dem sie über ihren Kinderwunsch sprechen. »Es geht oft darum, diese geschlechtsspezifischen Muster auszubrechen und die Paare zu einem angemessenen Umgang anzuleiten«, sagt Thorn.

Die Therapeutin wünscht sich, dass Beratung besser in den medizinischen Ablauf einer Kinderwunschbehandlung implementiert wird – am besten sollte schon der Gynäkologe oder Urologe darauf hinweisen, welche Angebote es gibt, der Reproduktionsmediziner eine Kooperation mit einer Beratungsfachkraft vorweisen. Auch vor jedem neu anstehenden medizinisch oder psychologisch invasiven Schritt hält sie eine prophylaktische Beratung für angebracht. »Kinderwunschbehandlungen sind krisenbehaftet. Es wäre wichtig, dass die Ärzte darauf hinweisen, dass eine Beratung helfen kann, mit dieser Ohnmacht umzugehen, der man immer wieder ausgesetzt ist.« Das könnte Betroffenen auch dabei helfen, ein Gefühl der Kontrolle zu bewahren oder das Heft wieder in die eigene Hand zu nehmen.

Doch nicht nur psychologisch ist eine Beratung hilfreich, auch inhaltlich kann sie sinnvoll sein. Am Anfang einer Kinderwunschbehandlung können Paare sich eine Übersicht über die Möglichkeiten verschaffen, aber auch an einer Weggabelung oder wenn sie nicht mehr weiterkommen, ist für Petra Thorn unerlässlich, dass man sich gut informiert: »Es geht nicht darum, vorzugeben, was Betroffene tun und lassen sollen, sondern darum, dass sie Entscheidungen informiert und durchdacht treffen können.« Das betrifft vor allem auch die Paare, die vor einer Samen- oder Eizellspende stehen.

Für Annabelle L. war der Abschied vom Kinderwunsch eine schwere Entscheidung, die sich aber am Ende als richtig erwiesen hat. »Nicht mehr zweimal in der Woche in die Klinik fahren zu müssen hat auch etwas Angenehmes«, sagt sie heute. »Irgendwann ist die Last abgefallen, und ich habe wieder angefangen zu leben. Jetzt rede ich auch mit Freunden darüber. Früher kam oft der Spruch: Dann geh doch zur Kinderwunschpraxis. Heute kann ich darauf offen und recht gelassen antworten, dass ich zu 100 Prozent unfruchtbar bin und nie Mama sein werde.« Das mag im ersten Moment nach Resignation klingen, tatsächlich ist es Annabelle aber gelungen, eine negative Erfahrung zu akzeptieren und für sich persönlich zu drehen. Das war ein weiter Weg, den sie ohne Hilfe nicht geschafft hätte. Wann und ob der Zeitpunkt gekommen ist, so positiv zu seiner Unfruchtbarkeit zu stehen, ist natürlich sehr individuell. Ein Berater kann aber auch dabei helfen, zu entscheiden, ob alle Möglichkeiten ausgeschöpft sind. Und man weiß ja nie – vielleicht passiert am Ende dann doch noch ein kleines Wunder.

Was Sie noch wissen sollten

Etwa 180 Beratungsfachkräfte, die speziell im Kinderwunschbereich geschult sind, findet man übrigens auf der Webseite des BKiD unter www.bkid.de in einer übersichtlichen Deutschlandkarte. Die Berater sind entweder in Beratungsstellen wie Pro Familia ansässig, teilweise auch in Kinderwunschpraxen oder mit eigenen Praxen vertreten. Der BKiD bildet sowohl Fachpersonal als auch andere Berufsgruppen wie Hebammen und Erzieher fort.

Nachwort

Schon während meiner Kinderwunschbehandlung kam die Idee auf, diesen Ratgeber zu schreiben und andere von all dem Wissen und den reichhaltigen Informationen, die ich angesammelt habe, profitieren zu lassen. Irgendwie hatte ich ohnehin schon immer diesen romantischen Wunsch, während meiner Schwangerschaft ein Buch zu schreiben. Das war allerdings, bevor ich wusste, dass ich nicht einfach so schwanger werden würde.

Und dann kam es, wie es kommen sollte. Ich nahm Hürde um Hürde auf dem Weg zu meinem Wunschkind, lernte dabei so viel und stieß so oft an meine Grenzen. Trotzdem dokumentierte ich diese Zeit für mich, mit Fotos, Tagebucheinträgen, sogar kurzzeitig einem Tumblr-Blog. Und als ich dann schwanger war, konnte ich es nicht. Ich war erschöpft von der Kinderwunschbehandlung, brauchte Abstand und wollte einfach nur nach vorne blicken, nicht zurück. Also legte ich das Projekt auf Eis – ich kryokonservierte es für einen späteren Versuch. Nach meiner Elternzeit war ich dann so weit, mich dem Erlebten zu stellen, meine Gedanken zu sortieren und Erfahrungen aufzuarbeiten. Ich wollte aber nicht bloß aufschreiben, was ich erlebt hatte, sondern gleichzeitig anderen die Unterstützung an die Hand geben, die ich mir gewünscht hätte.

Also habe ich mit anderen Betroffenen das Gespräch gesucht und ein Konzept für einen authentischen Ratgeber entwickelt, der mehr macht, als bloß meine Geschichte zu erzählen oder zu informieren. Er vereint beides und kann damit das Wichtigste transportieren, das Paare während einer Kinderwunschbehandlung brauchen: Hoffnung, Durchhaltevermögen – und das nötige Wissen, die Entscheidungen zu treffen, die sie auf diesem Weg hoffentlich weiterbringen.

Ich hoffe, dass ich das geschafft habe. Ich wünsche Ihnen, liebe Leser, dass Sie aus diesem Buch nicht nur eine Menge gelernt, sondern auch den Mut und die Orientierung gewonnen haben, Ihren Weg möglichst gelassen weiterzugehen und die Hoffnung nicht aufzugeben.

Rückblickend kann ich sagen: Es war zwar eine schwere Zeit, aber sie hat mich letztlich auf meine Rolle als Mutter vorbereitet, die absolut wertschätzen kann, was sie da hat. Denn ich habe vieles auf mich genommen, um mein Wunschkind in den Armen zu halten. Und deshalb war es letztlich auch eine wunderschöne Erfahrung, die ich nicht missen möchte. Ich hoffe, dass Sie das auch von sich werden sagen können.

Viel Erfolg dabei. Und bleiben Sie gelassen!

Quellen und Literatur

Anamnese

Álvarez-Blasco, Francisco et al.: »Prevalence and Characteristics of the Polycystic Ovary Syndrome in Overweight and Obese Women«, in: Archives of International Medicine, Oktober 2006

Breitbach, Elmar: »AMH sagt einem, wann die Wechseljahre eintreten? Quatsch!«, in: Die Kinderwunschseite, 31.08.2014

Bundesministerium für Familie, Senioren, Frauen und Jugend (BMFSFJ): »Kinderlose Frauen und Männer, Ungewollte und gewollte Kinderlosigkeit im Lebenslauf und Nutzung von Unterstützungsangeboten«. PDF 2015

Carlsen, Elisabeth, et al.: »Evidence for decreasing quality of semen during past 50 years«, in: British Medical Journal, September 1992

Charité Universitätsmedizin Berlin: Online-Informationen unter www.charite.de. Abrufdatum: 23.02.2018

Deutsche Gesellschaft für Gynäkologie und Geburtshilfe zur PCOS: »Stellungnahme zum Einsatz von Metformin vor und während der Schwangerschaft bei Frauen mit PCOS und Kinderwunsch«, 2015

Endometriose-Vereinigung Deutschland: Online-Information unter www.endometriose-vereinigung.de. Abrufdatum: 23.2.2018

Frauenärzte im Netz, Online-Information des Bundesverbands der Frauenärzte e. V. und der Deutschen Gesellschaft für Gynäkologie und Geburtshilfe e. V.: »Hormoneller Zyklus und Hormone«. Abrufdatum: 14.04.2018

Gries, Alina: »Wenn Eileiter und Eierstocke verkleben: Unfruchtbar durch Endometriose«, in: Rheinische Post, 29. August 2013

Jacobi, Heike: »Rückgang der Spermienqualität in Deutschland und Europa«, in: Umweltstiftung WWF-Deutschland, November 1999

Mann, Florian, Pagenstedt, Georg: »Ursachen für Unfruchtbarkeit beim Mann«, in: Fertila Magazin. Abrufdatum: 08.03.2018

Manski, Dirk: Infertilität des Mannes: Ursachen der Unfruchtbarkeit, Online-Lehrbuch der Urologie, 2018

Nieschlag, Eberhard, et al.: WHO-Laborhandbuch zur Untersuchung und Aufarbeitung des menschlichen Ejakulates, Springer, 2012

Norman, Robert J. et al.: »Seminar: Polycystic ovary syndrome«, in: The Lancet, vol. 370, 2007

Pschyrembel: Online-Informationen unter www.pschyrembel.de. Abrufdatum: 23.02.201

Raith-Paula, Elisabeth, et al.: Natürliche Familienplanung heute: Modernes Zykluswissen für Beratung und Anwendung, Springer Verlag, 2008

Redaktion: »Ältester Vater der Welt (96) nochmal Papa«, in: BILD, 7.10.2012

Scheffer, Gabrielle, et al.: »The number of antral follicles in normal women with proven fertility is the best reflection of reproductive age«, in: Human Reproduction, April 2003

Statistisches Bundesamt: »Sterbefälle, Lebenserwartung«. Online-Information unter www.destatis.de. Abrufdatum: 14.04.2018

Wagner, Darja: »Zusammenhang von AMH und Vitamin D«, Online-Information unter www.paleo-Mama.de. Abrufdatum: 25.02.2018

Untersuchungen

Allahbadia, Gautam: »Intralipid Infusion is the Current Favorite of Gynecologists for Immunotherapy«, in: The Journal of Obstetrics and Gynecology of India, Volume 65, Issue 4, 2015

Amrani, Michael, et al.: »Der Einsatz von IVIg in der assistierten Reproduktion. Ergebnisse einer Studie des Kinderwunschzentrums Wiesbaden«, in: Frauenarzt, 1/2016

Andreae, Susanne: Lexikon der Krankheiten und Untersuchungen. Thieme, 2008

Diedrich, Klaus, et al. (Hrsg.): Gynäkologie und Geburtshilfe. Springer, 2007

Gemeinsamer Bundesausschuss: »Tragende Gründe zum Beschluss des Gemeinsamen Bundesausschusses über eine Änderung der Richtlinien über künstliche Befruchtung: Spermiogrammparameter für eine Indikation zur Intracytoplasmatischen Spermieninjektion statt In-vitro-Fertilisation«, 16. März 2017

Longo, Dan, et al.: Harrison's Principles of internal medicine. McGraw-Hill Companies, 2011

Moog, Ute, et al. (Hrsg.): »Humangenetische Diagnostik vor geplanter assistierter Reproduktion«, in: Medizinische Genetik für die Praxis, Thieme, 2014

Nastri, Carolina, et al.: »Endometrial injury in women undergoing assisted reproductive techniques«, in: Cochrane Database of Systematic Reviews, Juli 2012

Praxis für Fertilität Berlin: »Eileiterdiagnostik«, in: Online-Information unter www.fertilitaet.de. Abrufdatum: 14.04.2018

Pschyrembel, Willibald: Klinisches Wörterbuch, De Gruyter, 2014

Reichel-Fentz, Sylke: »Behandlungsablauf und Diagnostik«, »Immunologische Praxis«. Online-Information. Abrufdatum: 14.04.2018

Schmid, Jessica: »Hormonwerte im Blut«, in: 9 Monate, 31.08.2017

Tang, Ai-Wei, et al.: »Natural killer cells and pregnancy outcomes in women with recurrent miscarriage and infertility: a systematic review«, in: Human Reproduction, Volume 26, 2011

Thorn, Petra: Männliche Unfruchtbarkeit und Kinderwunsch, Verlag W. Kohlhammer, 2010

Urman, Bulent, et al.: »Effect of hyaluronan-enriched transfer medium on take home baby rate after day 3 and day 5 embryo transfers: a prospective randomized study«, in: Fertility and Sterility, Volume 90, Issue 3, 2008

Sanfte Therapie

»Clomifen«, Römpp Online, Thieme Verlag, Abrufdatum: 14.04.2018

Dong, Yia-Ji, et al.: »Effect of oral L-arginine supplementation on blood pressure: A meta-analysis of randomized, double-blind, placebo-controlled trials«, in: American Heart Journal, Volume 162, Issue 6, 2011

Fachverband Deutscher Heilpraktiker: Häufig gestellte Fragen. Online-Information unter www.heilpraktiker.org. Abrufdatum: 10.04.2018

Kraft, Matthias, et al.: »L-Carnitine-supplementation in advanced pancreatic cancer – A randomized multicentre trial«, in: Nutrition Journal, Volume 11, Issue 52, 2012

Levitas, Eliahu, et al.: »Impact of hypnosis during embryo transfer on the outcome of in vitro fertilization–embryo transfer: a case-control study«, in: Fertility and Sterility, Volume 85, Issue 5, 2006

Magarelli, Paul, et al.: »Acupuncture & IVF poor responders: a cure?«, in: Fertility and Sterility, Volume 81, 2004

Paulus, Wolfgang, et al.: »Influence of Acupuncture on on the pregnancy rate in patients who undergo assisted reproduction therapy«, in: Fertility and Sterility, Volume 77, Issue 4, 2002

Pooyandjoo, Morvarid, et al.: »The effect of (L-)carnitine on weight loss in adults: a systematic review and meta-analysis of randomized controlled trials«, in: Obesity reviews: an official journal of the International Association for the Study of Obesity, Volume 17, Issue 10, Oktober 2016

Richter-Kuhlmann, Eva: »Akupunktur: Großstudie bestätigt Wirkung«, in: Deutsches Ärzteblatt, 2004

Ringseis, Robert, et al.: »Mechanisms underlying the anti-wasting effect of L-carnitine supplementation under pathologic conditions: evidence from experimental and clinical studies«, in: European Journal of Nutrition, Volume 52, Issue 5, 2013

van den Heuvel, Michael: »Kinderwunsch: Lottchen-Trend in Deutschland«, in: DocCheck, 31.05.2016

Zareba, Piotr, et al: »Semen quality in relation to antioxidant intake in a healthy male population«, in: Fertility and Sterility, Volume 100, Issue 6, 2013

Künstliche Befruchtung

Breitbach, Elmar: »Beurteilung der Embryonenqualität: Embryograding«, in: Die Kinderwunschseite, 14.02.2017

Bundesministerium für Gesundheit und Frauen, Bundesrepublik Österreich: »IVF-Fonds Jahresbericht 2016«

Bundeszentrale für gesundheitliche Aufklärung: Online-Informationen zur Familienplanung unter www.familienplanung.de. Abrufdatum zuletzt: 14.04.2018

Cruz, Maria, et al.: »Embryo quality, blastocyst and ongoing pregnancy rates in oocyte donation patients whose embryos were monitored by time-lapse imaging«, in: Journal of Assisted Reproduction and Genetics, Volume 28, Issue 7, 2011

Dal Canto, Maria, et al.: »Cleavage kinetics analysis of human embryos predicts development to blastocyst stage and implantation«, in: Reproductive Biomedicine Online, Volume 25, Issue 5, 2012

Davies, Michael, et al.: »Reproductive Technologies and the Risk of Birth Defects«, in: New England Journal of Medicine, Volume 367, Issue 9, 2012

Deutsches IVF-Register: »Jahrbuch 2016«, in: Journal für Reproduktionsmedizin und Endokrinologie, Sonderheft 2017

Einjung Cha, Ariana: »The Struggle to Conceive with Frozen Eggs«, in: Washington Post, 27.01.2018

Greuner, Martin, et al.: »Charakterisierung des morphologischen Entwicklungspotenzials von der Oozyte bis zum Embryo«, in: Journal für Reproduktionsmedizin und Endokrinologie, Volume 9, Issue 1, 2012

Hosse, Evelyn: »TESE und MESA: Mit operativer Samengewinnung zum Wunschkind«, in: Familie & Co. 2018

Kinderwunschzentrum Wiesbaden: Geburtshilfe Frauenheilkunde, 2013

Kupka, Markus, et al.: »Assisted reproductive technology in Europe, 2010: results generated from European registers by ESHRE«, in: Human Reproduction, Volume 29, Issue 10, 2014

Lange, Antonia: »Junge Deutsche wollen Kinder – notfalls durch Social Freezing«, in: Stern, 11.01.2016

Ludwig, Michael: »Die verminderte Fruchtbarkeit der Paare könnte das Fehlbildungsrisiko bedingen«, in: Ärzte Zeitung, 28.11.2008

Marino, Jennifer, et al.: »Perinatal Outcomes by Mode of Assisted Conception and Sub-Fertility in an Australian Data Linkage Cohort«, in: Public Library of Science, Volume 9, Issue 1, 2014

Meseguer, Marcos, et al.: »The use of morphokinetics as a predictor of embryo Implantation«, in: Human Reproduction, Volume 26, Issue 10, 2011

Nybo Andersen, Anne-Mari, et al.: »Maternal age and fetal loss: population based register linkage study«, in: British Medical Journal, Volume 320, 2000

Praxis für Fertilität Berlin: »Intrauterine Insemination; Konventionelle IVF«; Online-Information unter www.fertilitaet.de. Abrufdatum: 14.04.2018

Reefhuis, Jennita et al.: »Assisted reproductive technology and major structural birth defects in the United States«, in: Human Reproduction, Volume 24, Issue 2, 2008

Statistisches Bundesamt: »Geburtenanstieg setzte sich 2016 fort«, Pressemitteilung Nr. 115 vom 28.03.2018

Vivaneo Kinderwunschzentren: »Blastozystentransfer und Embryotransfer«. Online-Information unter www.vivaneo-ivf.com. Abrufdatum: 04.04.2018

Tipps und Tricks für eine gelassene Kinderwunschbehandlung

Bundesministerium für Familie, Senioren, Frauen und Jugend der Bundesrepublik Deutschland: »Ungewollt kinderlos? Wir zeigen Beratungsangebote und finanzielle Fördermöglichkeiten auf«, in: Informationsportal zum Kinderwunsch unter www.informationsportal-kinderwunsch.de, Abrufdatum 14.04.2018

Bundesministerium für Gesundheit und Frauen der Bundesrepublik Österreich: »Wir möchten ein Baby. Information über Kostenübernahme für medizinisch unterstützte Fortpflanzung durch den IVF-Fonds«, April 2017

Bundesverfassungsgericht: »Nichtzulassung der Sukzessivadoption durch eingetragene Lebenspartner ist verfassungswidrig«, Pressemitteilung vom 19.02.2013

Bundeszentrale für gesundheitliche Aufklärung: Online-Informationen zur Familienplanung unter www.familienplanung.de. Abrufdatum zuletzt: 14.04.2018

Der Bundesrat, Schweiz: »Bundesgesetz über die medizinisch unterstützte Fortpflanzung«, 1998; Stand: 1. September 2017

Deutscher Bundestag: »Gesetz zur Regelung des Rechts auf Kenntnis der Abstammung bei heterologer Verwendung von Samen«, in: Bundesgesetzblatt, 2017

Carpenter, Louise: »Meet the Co-Parents«, in: The Guardian, 15.12.2013

Familien für Kinder: »Vergleich Pflegefamilie/Adoption«, in: Das Berliner Informationsportal für Pflegefamilien und Interessierte. Online-Information unter www.pflegekinder-berlin.de, Abrufdatum: 14.04.2018

Galaktionow, Barbara: »Karlsruhe stärkt Adoptionsrecht für homosexuelle Paare – Ein Urteil für wenige, das viele betrifft«, in: Süddeutsche Zeitung, 19.02.2013

Golombok, Susan, et al.: »The European study of assisted reproduction families: the transition to adolescence«, in: Human Reproduction, Volume 17, Issue 3, 2002

Grass, Karen: »Vorsicht, Samen für Lesben«, in: taz, 01.11.2011

Max-Planck-Institut für ausländisches und internationales Strafrecht: »Überblick über die rechtlichen Regelungen auf dem Gebiet der Fortpflanzungsmedizin in ausgewählten europäischen Ländern«, Online-Information unter https://meddb.mpicc.de, Abrufdatum: 14.04.2018

Redaktion: »Rechte von Homosexuellen – Gericht spricht Pflegemüttern Vormundschaft zu«, in: Spiegel Online, 05.08.2016

Redaktion: »Kim Kardashian: Selten so emotional: Kim spricht über ihre Leihmutterschaft«, in: Gala, 19.01.2018

Scheib, Joana, et al.: »Adolescents with open-identity sperm donors: reports from 12–17 year olds«, in: Human Reproduction, Volume 20, Issue 1, 2005

Schweizerische Gesellschaft der Vertrauens- und Versicherungsärzte: »Manual zur Gynäkologie und Geburtshilfe«, 2008

Turner, Amanda, et al.: »What does it mean to be a donor offspring?«, in: Human Reproduction, Volume 15, Issue 9, 2000

Wilke, Felicitas: »Ehe für alle – Das ändert sich für homosexuelle Paare«, in: Süddeutsche Zeitung, 30.06.2017

Interviews

Dr. Jon Aizpurua, Gynäkologe und Reproduktionsmediziner, IVF Spain, Alicante, Spanien
Kapitel 1: Anamnese; Gründe, warum es nicht klappt.
Kapitel 5: Tipps und Tricks; Behandlungen im Ausland

Dr. Anna Chueca, Reproduktionsmedizinerin, IVI Spain, Saragossa, Spanien
Kapitel 4: Künstliche Befruchtung; Einnistungsversagen; Präimplantationsdiagnostik

Sharada Devi (Dr. Kinga Hiller-Bessel), Yoga Lehrerin, YogaCircle Berlin
Kapitel 3: Sanfte Therapie; Kinderwunschyoga

Holger Eberlein, Rechtsanwalt für Medizinrecht, Rechtsanwälte Eberlein & Hochgräber, Düsseldorf
Kapitel 5: Tipps und Tricks; Rechtliche Bedingungen; Eizellspende; Embryonenspende; Lesbische Paare

Udo von Langsdorff, Fachanwalt für Medizinrecht, Kanzlei von Langsdorff & Weidenbach, Berlin
Kapitel 5: Tipps und Tricks; Private Krankenversicherungen

Dr. Annette Nickel, Gynäkologin und Reproduktionsmedizinerin, Psychosomatische Grundversorgung, Praxis für Fertilität, Berlin
Kapitel 2: Untersuchungen; Immunologische Untersuchung
Kapitel 3: Sanfte Therapie; Pimp my Fertility; Akupunktur

Dr. David Peet, Geschäftsführender Arzt, Gynäkologe und Reproduktionsmediziner, Praxis für Fertilität, Berlin
Kapitel 4: Künstliche Befruchtung; Ablauf IUI, IVF, ICSI; Einnistungsstörung
Kapitel 5: Tipps und Tricks; Wie finde ich eine gute Praxis?; Samenspende

Hannah Pehlgrimm, Heilpraktikerin, Praxis für Ganzheitliche Frauenkunde, Berlin
Kapitel 3: Sanfte Therapie; Naturkeilkunde; Pimp my Fertility

Dr. Mirjam Rose, Gynäkologin, Chinesische Phytotherapeutin, Traditionelle Chinesische Medizin und Akupunktur, Köln
Kapitel 3: Sanfte Therapie; TCM und Akupunktur

Kathrin Steinke, Heilpraktikerin, Psychotherapeutin, Kinderwunschberaterin BKiD, Kinderwunsch in Berlin, Berlin
Kapitel 3: Sanfte Therapie: Hypnotherapie

Erika Tranfield, Geschäftsführerin und Gründerin Pride Angel, Großbritannien
Kapitel 5: Tipps und Tricks; Samenspende, Co-Parenting

Prof. Dr. Katrin van der Ven, Reproduktionsmedizinerin, Praxis Godesberger Allee, Bonn
Kapitel 2: Untersuchungen; Ursachenforschung; Kapitel 5: Tipps und Tricks; Zusatzmethoden

Sachregister

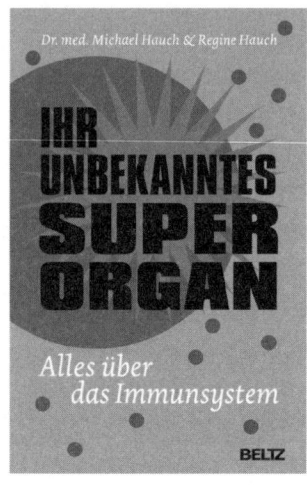

Wer seine Gefühle kennt, lebt besser

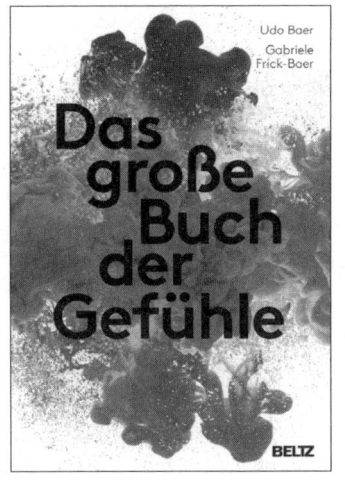

Heute ist kaum Raum und Zeit für Gefühle – und doch bestimmen sie alle Facetten unseres Handelns. Deutschlands bekannteste Gefühlsexperten machen Lust und Mut, das persönliche Innenleben zu erkunden. Schöne Gefühle, gefährliche Gefühle, verdrängte Gefühle – wer sie annimmt, erhält wichtige Auskünfte über die eigene Persönlichkeit, Geschichte und Entwicklung.

Die beiden erfahrenen Therapeuten stellen alle wichtigen Gefühle vor, ihren Sinn und Nutzen, ihre Abgründe, und wie wir bewusst mit ihnen leben können. Rat und individuelle Anregungen wechseln sich ab mit Inspirationen aus Literatur und Philosophie und machen das »Große Buch der Gefühle« zum Kursbuch für unsere Emotionen.

Aus dem Inhalt:
Sehnsucht • Schuld • Angst • Geborgenheit • Ärger und Wut • Einsamkeit • Würde • Eigensinn • Trauer • Heimat und Entfremdung • Mitgefühl • Treue und Verrat • Freude und Glück • Neugier • Interesse und Leidenschaft • Wie geht Lieben?

Udo Baer
Gabriele Frick-Baer
Das große Buch der Gefühle
gebunden im Schutzumschlag
360 Seiten
ISBN 978-3-407-85846-7

www.beltz.de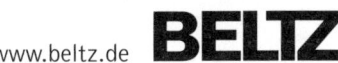

Ihre Gesundheit braucht Sie

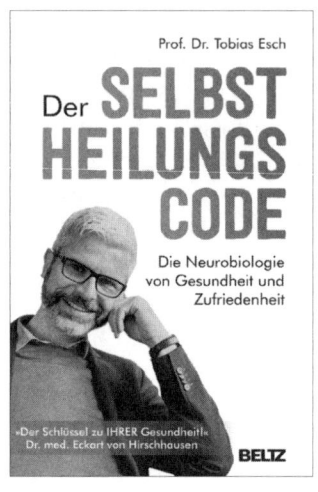

In jedem von uns steckt die Fähigkeit zur Selbstheilung, aber vielen Menschen ist sie abhandengekommen. Der Arzt, Neurowissenschaftler und Gesundheitsforscher Tobias Esch möchte das ändern und erklärt, wie Selbstheilung funktioniert und wie Sie Ihre Selbstheilungskompetenz stärken können.

Seit vielen Jahren untersucht er unter anderem in Harvard und an der Berliner Charité, wie selbst chronische Krankheiten – zum Beispiel Diabetes, Asthma oder Rückenschmerzen – durch einen ganzheitlichen Ansatz, der auf den vier Säulen positive Emotionen, Entspannung, Ernährung und Bewegung beruht, gelindert werden. Mithilfe neuester Forschungsergebnisse beschreibt er, welche Faktoren für Gesundheit und Zufriedenheit entscheidend sind und gibt Anregungen für ein Leben, das geprägt ist von Wohlbefinden, innerer Stärke und Zufriedenheit.

»Der Schlüssel zu IHRER Gesundheit!« Dr. med. Eckart von Hirschhausen

Prof. Dr. Tobias Esch
Der Selbstheilungscode
Die Neurobiologie von Gesundheit und Zufriedenheit
gebunden im Schutzumschlag,
336 Seiten
ISBN 978-3-407-86443-7

www.beltz.de **BELTZ**